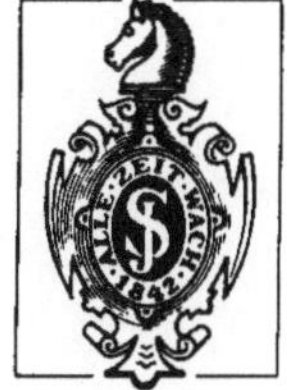
ALLE ZEIT WACH
1842

Fibrinklebung in der Urologie

Herausgegeben von H. Melchior

Mit 126 Abbildungen und 8 Tabellen

Springer-Verlag
Berlin Heidelberg New York Tokyo

Prof. Dr. med. Hansjörg Melchior

Städtische Kliniken Kassel
Klinik für Urologie
Mönchebergstraße 41/43
3500 Kassel

ISBN-13:978-3-540-15896-7 e-ISBN-13:978-3-642-70785-8
DOI: 10.1007/978-3-642-70785-8

2127/3140-543210

Vorwort

H. Melchior

Hämostase und Wundverschluß durch Kleber anstelle von Ligatur und Naht ist ein alter Wunsch der operativen Medizin. Unter physiologischen Bedingungen übernimmt diese reparativen Aufgaben der Wundheilung in erster Linie das Fibrin, indem es die initiale, thrombozytäre Hämostase stabilisiert, durch präliminaren Wundverschluß eine Infektionsbarriere bildet sowie die Narbenbildung durch Stimulation des Fibroblasten-Wachstums und der konsekutiven Kollagen-Synthese fördert [4].

Seit den ersten experimentellen Untersuchungen durch Berger [1], der die Funktion des Fibrin(ogen)s bei der Reparation von Gewebsläsionen erkannte – „Heilungsvorgänge, mit Hilfe derer der reaktionsfähige Körper selbst die Heilung zustande bringt, nachgeahmt werden können“ –, sind zahlreiche Versuche unternommen worden, Fibrin in Form von Plättchen und Tampons zur Einleitung der Hämostase bei Blutungen aus parenchymatösen Organen zu verwenden [5, 6]. Während des 2. Weltkrieges wurde die Technik der Fibrinklebung zur Hauttransplantation, zur Narbenklebung und zur Blutstillung eingesetzt [2, 3, 8]. Anfang der siebziger Jahre wurde die Idee der Wundversorgung durch die lokale Anwendung von Plasmafraktionen wieder aufgegriffen [7]. Seither hat sich die Fibrinklebung in fast allen Bereichen der operativen Medizin durchgesetzt [9]:

Ersatz von Nahtmaterial,
Verschluß nicht (blut)trockener Wunden,
lokale Hämostase.

Da das Prinzip der Fibrinklebung die Endphase der plasmatischen Blutgerinnung nachahmt, stellt es die derzeit physiologischste Art der Wundversorgung dar. Die Festigkeit mit Fibrin verklebter Gewebe ist zunächst recht groß; sie nimmt jedoch in vivo rasch ab, da gewebe-, plasma- und zellständige Enzyme den Fibrinabbau frühzeitig einleiten. Daher hing der klinische Erfolg dieser Technik entscheidend von der Verzögerung des fibrinolytischen Abbaus der klebenden Substanz durch die Herstellung eines Klebergemisches mit einem Fibrinolyse-Inhibitor ab.

Nachdem die Fibrinklebung zur lokalen Hämostase und zur Wundversorgung in vielen operativen Disziplinen zu einem Routineverfahren geworden ist und zu überraschend guten Heilungsergebnissen geführt hat, wurden aufgrund experimenteller und klinischer Untersuchungen an Nieren, ableitenden Harnwegen und äußerem Genitale Indikation, Technik und Ergebnisse dieser Methode im Rahmen eines urologischen Symposiums am 21. September 1984 in Heidelberg diskutiert. Die vorgetragenen Resultate berechtigen zu der Hoffnung, daß die Fibrinklebung die

Ergebnisse urochirurgischer Operationen weiter verbessern wird, speziell bei der Versorgung operativer oder traumatischer Nephrotomien sowie bei plastisch-rekonstruktiven Eingriffen am äußeren Genitale.

Literatur

1. Berger S (1909): Über Wirkungen des Fibrins. Dtsch Med Wschr 35: 663–665
2. Cronkite EP (1944), Deaver JM, Lozner EL: Experiences with use of thrombin with and without soluble cellulose for local hemostasis. War Med. 5: 80–82
3. Cronkite EP, Deaver JM, Lozner EL (1944): Use of thrombin and fibrinogen in skin grafting. JAMA 124: 976
4. Gall FP (1984), in: Scheele J (Hrsg.): Fibrinklebung. Springer, Berlin Heidelberg New York Tokyo, pp. III-IV
5. Grey EC (1915): Fibrin as a hemostatic in cerebral surgery. Surg. Gynec. Obstet. 21: 452–454
6. Harvey SC (1916): The use of fibrin paper and forms in surgery. Boston Med. Surg. J. 174: 658–659
7. Matras H (1972), Dinges HP, Lassmann H, Mamoli B: Zur nahtlosen interfaszikulären Nerventransplantation im Tierexperiment. Wien. Med. Wschr. 122: 517–522
8. Michael G, Abbott W (1943): The use of human fibrinogen in reconstructive surgery. JAMA 123: 279
9. Stemberger A (1984), Blümel G: Theoretische Aspekte der Fibrinklebetechnik. In: Scheele J (Hrsg.): Fibrinklebung. Springer, Berlin Heidelberg New York Tokyo, pp. 3–5

Inhaltsverzeichnis

Mitarbeiterverzeichnis

R. BICKEBÖLLER, Zentrum der Chirurgie, Abteilung für Urologie, Klinikum der Johann Wolfgang Goethe-Universität, Theodor-Stern-Kai 7, 6000 Frankfurt a. M. 70

G. BROX, Zentrum der Pathologie, Klinikum der Johann Wolfgang Goethe-Universität, Theodor-Stern-Kai 7, 6000 Frankfurt a. M. 70

N. DUM, Medizinisch-Wissenschaftliche Abteilung der Immuno GmbH, Slevogtstr. 3–5, 6900 Heidelberg

E. J. ENGSTFELD, Urologische Abteilung des Bundeswehrkrankenhauses Gießen, Schubertstr. 60, 6300 Gießen

G. GASSER, Ludwig-Boltzmann-Institut für Andrologie und Urologie, Krankenhaus der Stadt Wien-Lainz, Wolksbergenstr. 1, A-1130 Wien

A. GOLDMANN, Klinik für Urologie, Städtische Kliniken Kassel, Mönchebergstr. 41/43, 3500 Kassel

P. HANKE, Zentrum der Chirurgie, Abteilung für Urologie, Klinikum der Wolfgang Goethe-Universität, Theodor-Stern-Kai 7, 6000 Frankfurt a. M. 70

K. HENNING, Urologische Abteilung des Landeskrankenhauses Klagenfurt, St. Veiterstr. 47, A-9010 Klagenfurt

K. JARRAR, Urologische Klinik der Justus-Liebig-Universität Gießen, Klinikstr. 29, 6300 Gießen

A. KAESER, Medizinisch-Wissenschaftliche Abteilung der Immuno GmbH, Slevogtstr. 3–5, 6900 Heidelberg

M. KNÖNER, Zentrum der Chirurgie, Abteilung für Urologie, Klinikum der Johann Wolfgang Goethe-Universität, Theodor-Stern-Kai 7, 6000 Frankfurt a. M. 70

H. MELCHIOR, Klinik für Urologie, Städtische Kliniken Kassel, Mönchebergstr. 41/43, 3500 Kassel

H. MOSSIG, Ludwig-Boltzmann-Institut für Andrologie und Urologie, Krankenhaus der Stadt Wien-Lainz, Wolkersbergenstr. 1, A-1130 Wien

H. D. NÖSKE, Urologische Universitätsklinik Gießen, Feulgenstr. 2, 6300 Gießen

J. ODAR, Ludwig-Boltzmann-Institut, Experimentelle Traumatologie, Wolkersbergenstr. 1, A-1130 Wien

H. Redl, Ludwig-Boltzmann-Institut, Experimentelle Traumatologie, Wolkersbergenstr. 1, A-1130 Wien

H. Riedmiller, Urologische Klinik und Poliklinik des Klinikums der Johannes-Gutenberg-Universität, Langenbeckstr. 1, 6500 Mainz

C.F. Rothauge, Urologische Universitätsklinik Gießen, Feulgenstr. 2, 6300 Gießen

K. Rüsing, Institut für Pathologie, Städtische Kliniken Kassel, Mönchebergstr. 41/43, 3500 Kassel

Ch. Spehr, Urologische Abteilung des Allgemeinen Krankenhauses Eilbeck, Friedrichsbergerstr. 60, 2000 Hamburg

J.W. Thüroff, Urologische Klinik und Poliklinik der Universität Mainz, Ehrlichweg 6, 6500 Mainz

W. Weber, Zentrum der Chirurgie, Abteilung für Urologie, Klinikum der Wolfgang Goethe-Universität, Theodor-Stern-Kai 7, 6000 Frankfurt a.M. 70

A. *Grundlagen und Handhabung der Fibrinklebung*

Grundlagen der Fibrinklebung

A. KAESER, N. DUM

Die Bedeutung des Fibrins für den primären Wundverschluß und für die Wundheilung sind seit langem bekannt. Bereits 1909 wird über Fibrin als physiologische Klebesubstanz berichtet und ihm eine wundheilungsfördernde Eigenschaft zugeschrieben. Schon damals konnte im Tierversuch die Förderung der Fibroblastenproliferation durch Fibrin nachgewiesen werden [1]. In der Folgezeit wurden Plasmapräparationen, die eine gegenüber Normalplasma erhöhte Konzentration an Fibrinogen enthielten, zum Teil auch bereits in Kombination mit Thrombin, wiederholt zu Klebungen im Tierexperiment und im klinischen Bereich eingesetzt [4–18]. Die Ergebnisse waren hinsichtlich mechanischer Festigkeit und Dauerhaftigkeit der Klebung noch wenig befriedigend, da die verwendeten Fibrinogenkonzentrationen zu gering und die stabilisierende Funktion des Faktor XIII noch nicht bekannt waren. Eine nahezu optimierte Form der Fibrinklebung unter Verwendung einer hochkonzentrierten Fibrinogenlösung, Faktor XIII und einer bovinen Thrombinlösung wurde erstmalig 1972 von Matras et al. [7] durchgeführt. Seitdem fand die Fibrinklebung Anwendung in fast allen operativen Fächern, wobei ständig neue Anwendungsgebiete erarbeitet wurden.

Die Fibrinklebung mit Tissucol entspricht im Prinzip der letzten Phase der Blutgerinnung und basiert auf der Umsetzung von Fibrinogen zu Fibrin (Abb. 1). Das Fibrinogenmolekül setzt sich aus 6 Polypeptidketten zusammen. Dabei sind 3 Kettentypen Alpha, Beta, Gamma paarweise in den Molekülhälften angeordnet. Durch Thrombin wird Fibrinogen unter Freisetzung der Fibrinopeptide A und B zu Fibrinmonomeren umgesetzt. Diese bilden durch End-zu-End- und Seit-zu-Seit-Anlagerung aggregiertes Fibrin_S. Thrombin aktiviert gleichzeitig den Faktor XIII. Das Fibrin_S-Polymer wird durch aktivierten Faktor XIII zu harnstoffunlöslichem Fibrin_i in einer kalziumabhängigen Reaktion umgewandelt. Dabei werden kovalente Bindungen zwischen benachbarten Gamma- und Alphaketten der Fibrinmonomere gebildet.

Von entscheidender Bedeutung für die Ausbildung eines den natürlichen Verhältnissen möglichst entsprechenden Fibrinclots ist hierbei das Vorliegen einer, für Tissucol nachgewiesenen, physiologischen Ionenstärke. Untersuchungen haben gezeigt, daß eine unphysiologisch erhöhte Ionenkonzentration die Bildung von Fibrinclots mit kaum zu erkennenden Fibrinfäden und fehlender Strukturierung bedingt. Weiterhin führt eine erhöhte Ionenkonzentration zu einem durchsichtigen Fibrinfilm. Die Klebung mit Tissucol resultiert in einem deutlich sichtbaren weißen Fibrinclot, wodurch eine visuell kontrollierte Anwendung gewährleistet ist. Der zeitliche Ablauf des Gerinnungsvorganges ist abhängig von der eingesetzten Thrombinkonzentration (Tabelle 1).

Fibrinklebung in der Urologie
Hrsg. von H. Melchior

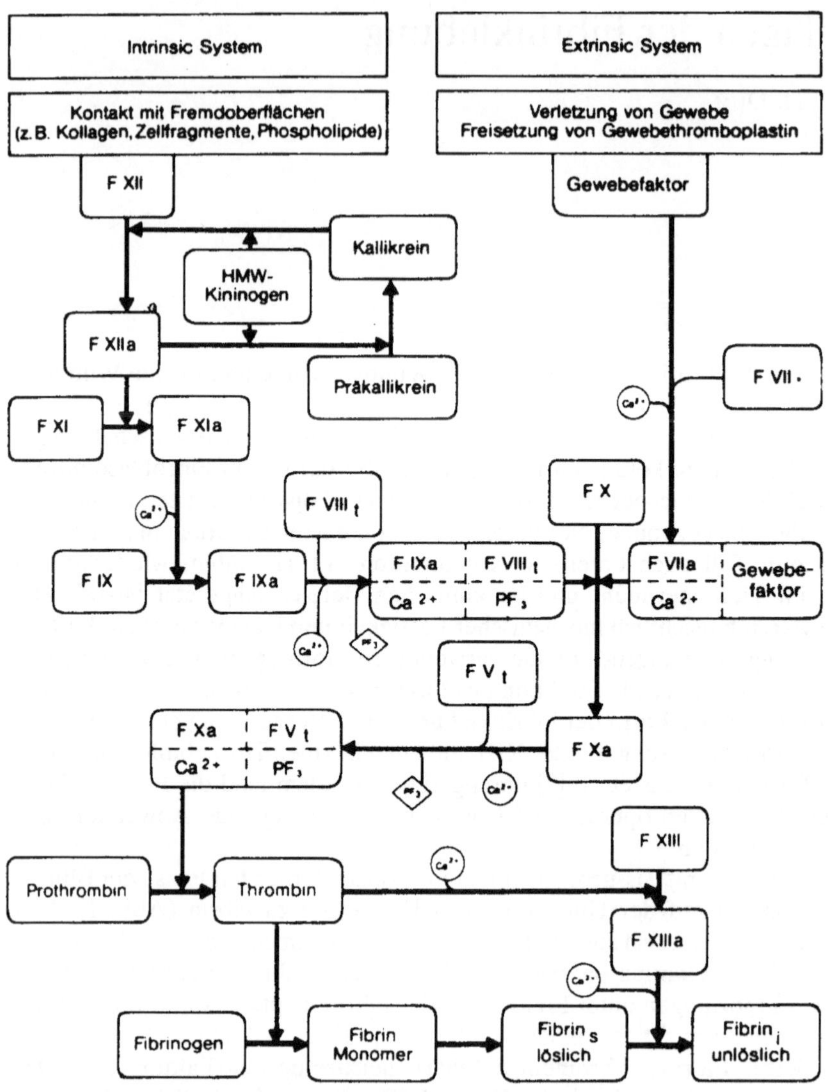

Abb. 1. Blutgerinnungsschema nach Murano [8] und Bloom [2] (Feedback-Mechanismen und Inhibitoren nicht berücksichtigt)

Abkürzungen: PF3 – Plättchenfaktor 3

$F\,VIII_t$, $F\,V_t$ } – Thrombin-aktivierte Faktoren

Tabelle 1. Einfluß der Thrombin-Konzentration auf die Verfertigungsgeschwindigkeit von Tissucol

Thrombin-Konzentration	Bezeichnung	Gerinnungszeit
4 I.E./ml	L (= langsam)	30–60 Sek.
500 I.E./ml	S (= schnell)	wenige Sek.

Unter den Bedingungen der praktischen Anwendung ist die Vernetzung der Fibrin-Gamma-Ketten nach ca. 3 Minuten abgeschlossen [13]. Die Ausbildung der kovalenten Bindung zwischen den Alpha-Ketten erfolgt langsamer. Zwischen der Fibrin-Alpha-Vernetzung und der Reißfestigkeit standardisierter Fibrinclots besteht eine Korrelation. Bei einem Vernetzungsgrad von 35%, der nach etwa 10 Minuten erreicht ist, werden aber bereits 70% der maximalen Festigkeit entwickelt [13].

Im Verlauf der einsetzenden Wundheilung erfolgt die Einsprossung von Fibroblasten in das Wundgebiet, wobei dem Fibrin die Funktion einer Leitschiene zukommt. Dieser Vorgang ist ein von vielen Faktoren bestimmtes Geschehen, bei dem Thrombin, Fibrin und Faktor XIII eine fördernde Wirkung auf die Fibroblastenproliferation zeigen [3,12]. Auch hierbei kommt einer physiologischen Ionenstärke ausschlaggebende Bedeutung zu. Liegt eine wesentlich erhöhte Ionenkonzentration vor, so kann in vitro eine innerhalb weniger Minuten auftretende zytotoxische Wirkung auf die Fibroblasten beobachtet werden. Weiterhin scheint auch die bereits erwähnte fehlende Strukturierung in einem solchen Ionenmilieu gebildeter Fibrinclots einen schädigenden Einfluß auf die Fibroblasten zu haben.

In der weiteren Abfolge des Wundheilungsgeschehens erfolgt der proteolytische und phagozytäre Abbau des Fibrinnetzes. Die fibrinolytische Aktivität im Wundgebiet ist u.a. abhängig von den gewebeständigen Plasminogenaktivatoren, deren Konzentration je nach Gewebe unterschiedlich sein kann. Zur Verhinderung einer vorzeitigen Fibrinolyse hat sich der Zusatz des Proteaseninhibitors Aprotinin in der von uns angebotenen Konzentration von 3000 KIE/ml am besten bewährt. Lediglich für die Klebung von Nervenanastomosen ist eine sehr niedrige Aprotininkonzentration (100 KIE/ml) zwingend vorgeschrieben, um das Entstehen von Fibrosen zu vermeiden. Als letzter Schritt erfolgt ein bindegewebiger Ersatz der Fibrinschicht mit anschließender Bildung von Narbengewebe [11].

Die Fibrinschicht sollte – abhängig von der jeweiligen Indikation – so dünn wie möglich gewählt werden, um Diffusionsstörungen, z.B. zwischen Transplantat und Transplantatbett zu vermeiden, eine lange Verweildauer des verfestigten Klebers und damit Wundheilungsverzögerungen auszuschließen und letztlich auch Arzneimittelkosten einzusparen. Dieses Ziel läßt sich am besten durch Aufsprühen der Kleberkomponenten erreichen. Die Schichtdicke kann bei Verwendung von Tissucol kontrolliert werden, da während der Verfestigung des Klebers das zunächst transparente Gemisch schnell eine opake Farbe annimmt.

Zur Frage der Sicherheit und insbesondere des Hepatitisrisikos von Tissucol ist zu bemerken, daß Nebenwirkungen bisher nicht beobachtet wurden. Zur Beurteilung des Übertragungsrisikos von Virushepatitiden wurden jedoch gezielte Untersuchungen durchgeführt, da das Fehlen spontaner Hepatitismeldungen für die Risikobewertung nicht ausreicht. In zwei prospektiven, kontrollierten Studien an allgemeinchirurgischem und HNO-chirurgischem Krankengut konnten keinerlei Hinweise für ein erhöhtes Hepatitisrisiko in der Gruppe der Behandelten gefunden werden [9,10]. Um auch passagere Transaminasenerhöhungen zu erfassen, die bei inapparenter Non A-Non B-Hepatitis als einziger diagnostischer Hinweis auftreten können, wurde in einer aufwendigen Unterstudie bei je 10 Patienten eine 14tägige Kontrolle der GPT, GOT und anderer Parameter über jeweils 8 Monate durchgeführt. Bei keinem der Patienten wurden pathologische Werte beobachtet [9].

Abschließend möchten wir einige Mindestanforderungen zusammenfassen, die aus unserer Sicht an Fibrinkleber gestellt werden müssen und auf die in der Diskussion weiter eingegangen werden kann.

Anforderungen an die Unbedenklichkeit:
- keine Störung der Vaskularisierung und der Fibroblasteneinsprossung
- keine Störung der Osteoneogenese
- kein Übertragungsrisiko von Virusinfektionen

Anforderungen an die Wirksamkeit:
- zuverlässige Hämostase
- ausreichende Reißfestigkeit und Elastizität des verfestigten Klebers

Anforderungen an die Qualität:
- ausreichend schnelle Rekonstituierbarkeit
- Steuerbarkeit der Verfestigungsgeschwindigkeit
- visuelle Kontrollmöglichkeit der geklebten Fläche und Schichtdicke

Anforderungen an die Klebetechnik:
- absolut simultane Mischung und Anwendung mittels geeigneter Doppelspritze
- Möglichkeit der Sprühklebung und Katheterapplikation

Literatur

1. Bergel S (1909) Über die Wirkung des Fibrins. Dtsch Med Wschr 35: 663–665
2. Bloom AL (1981) Inherited disorders of blood coagulation. In: Haemoastasis and Thrombosis, 321–370. Bloom AL, Thomas DP (Hrsg.) Churchill Livingstone, Edinburgh - London - Melbourne - New York
3. Bruhn HD, Christophers E, Pohl J, Schoel G (1980) Regulation der Fibroblastenproliferation durch Fibrinogen/Fibrin, Fibronectin und Faktor XIII. In: Fibrinogen, Fibrin und Fibrinkleber, 217–226, Schimpf K (Hrsg.) F.K. Schattauer Verlag, Stuttgart - New York
4. Cronkite EP, Lozner EL, Deaver JM (1944) Use of Thrombin und Fibrinogen in Skin Grafting. JAMA 124: 976–978
5. Grey EG (1915) Fibrin as a haemostatic in cerebral surgery. Surg Gyn Obst 21: 452–454
6. Heppner F (1956) Zur Frage der Blutstillung bei Hirnoperationen. Langenbecks Arch Dtsch Z Chir 283: 458–465
7. Matras H, Dinges HP, Lassmann H, Mamoli B (1972) Zur nahtlosen interfaszikulären Nerventransplantation im Tierexperiment. Wien med Wschr 122: 517–523
8. Murano G (1980) Plasma Protein Function in Hemostasis. In: Basic Concepts of Hemostasis and Thrombosis, 43–78. Murano G, Bick RL (Hrsg.) CRC Press, Inc., Boca Raton, Florida
9. Panis R, Scheele J (1981) Hepatitisrisiko bei der Fibrinklebung in der HNO-Chirurgie. Laryng Rhinol 60: 367–368
10. Scheele J, Schricker KTh, Goy RD, Lampe I, Panis R (1981) Hepatitisrisiko der Fibrinklebung in der Allgemeinchirurgie. Med Welt 32: 783–788
11. Scheele J, Pesch HJ (1982) Morphologische Aspekte des Fibrinkleberabbaues im Tierexperiment. In: Fibrinkleber in Orthopädie und Traumatologie. 4. Heidelberger Orthopädie-Symposium, 35–43, Georg Thieme Verlag Stuttgart – New York
12. Schwering H, Zimmermann RE, Wittrin G, Kessler B (1981) Theoretische und klinische Aspekte der Fibrinvernetzung in der postoperativen Phase. Chirurg 52: 41–45
13. Seelich T, Redl H (1980) Theoretische Grundlagen des Fibrinklebers. In: Fibrinogen, Fibrin und Fibrinkleber, 199–208, F.K. Schattauer Verlag Stuttgart - New York
14. Tarlov IM, Denslow C, Swarz S, Pineles D (1943) Plasma Clot Suture of Nerves. Arch Surg 47: 44–58

15. Tidrick RT, Warner ED (1944) Fibrin Fixation of Skin Transplants. Surgery 15: 90–95
16. Town AE (1949) The Use of Fibrin Coagulum Fixation in Ocular Surgery. Transact. Amer Ophthal Otolaryng 54: 131–133
17. Young F, Favata BV (1944) "Suture" of Wounds by Plasma-Thrombin Adhesion. War Med 6: 80–85
18. Young JZ, Medawar PB (1940) Fibrin Suture of Peripheral Nerves. Lancet II: 126–128

Applikationstechniken bei der Fibrinklebung

J. Odar, H. Redl

Allgemeines

Die praktischeDurchführung der Fibrinklebung ist ähnlich wie bei technischen Zweikomponentenklebern. Es werden dabei hochkonzentriertes Fibrinogen (Komponente 1) und eine Thrombinlösung (Komponente 2) auf die Wundfläche aufgetragen. In kurzer Zeit bildet sich bei Fibrinklebern mit physiologischer Ionenstärke weißliches Fibrin. Dadurch kann die Schichtdicke des aufgetragenen Fibrinklebers abgeschätzt und überflüssiger Fibrinkleber, der möglicherweise zu unerwünschten Verklebungen führen kann, abgetragen werden. Die Struktur ist dem Fibringerüst eines natürlichen Blutgerinnsels sehr ähnlich.

Durch die Vielfalt der Einsatzmöglichkeiten der Fibrinklebung ergeben sich zahlreiche unterschiedliche Klebetechniken [1, 2, 3, 4, 5, 6, 9].

Schnelle Klebung – langsame Klebung

Ein wesentlicher Faktor für den Klebevorgang ist die Wahl der Verfestigungsgeschwindigkeit. Ist. z. B. zur Blutstillung eine schnelle Verfestigung des Fibrinklebers erwünscht, muß hochkonzentriertes Thrombin verwendet werden. Die Verfestigung nach dem Auftragen der beiden Komponenten setzt dann innerhalb von wenigen Sekunden ein. Wird jedoch für eine genaue Adaptation, z. B. von Hauttransplantaten, eine langsame Klebung vorgezogen, so erweist sich niedrig konzentriertes Thrombin als vorteilhaft. Die Verfestigung beginnt dann erst nach etwa 30 bis 60 Sekunden.

Applikationstechniken

Um eine möglichst gute Haftfestigkeit zu erzielen, sollte überschüssige Flüssigkeit vor der Applikation von den Wund- und Gewebeflächen entfernt werden, da dadurch die Haftfestigkeit verbessert wird. Grundsätzliche Forderungen beim Auftragen der beiden Komponenten sind:

1. Auftragen zu gleichen Teilen,
2. gute Durchmischung und
3. dünnschichtiges Auftragen.

Fibrinklebung in der Urologie
Hrsg. von H. Melchior

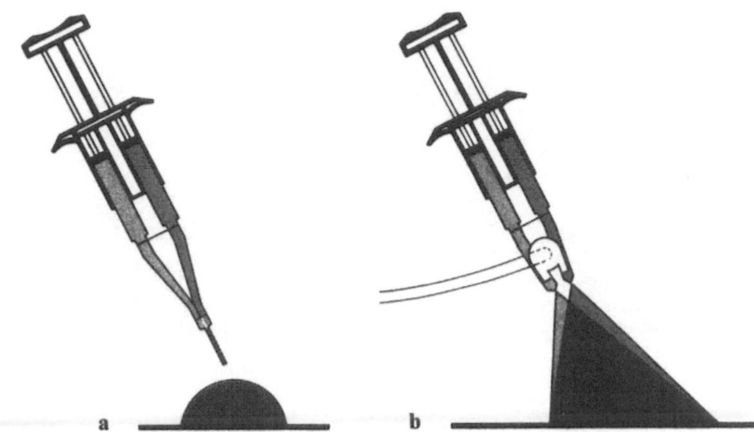

Abb. 1a, b. Applikationstechniken. **a** Duploject mit aufgesetzter Mischkanüle, **b** Duploject mit aufgesetztem Sprühkopf

Doppelspritze mit Mischkanüle

Das Doppelspritzensystem Duploject mit Ansatzstück und Kanüle bzw. mit Sprühkopf erfüllt diese Anforderungen optimal: Die Dosierung der beiden Komponenten erfolgt automatisch; die Durchmischung erfolgt wahlweise entweder durch eine Kanüle für kleinflächige und punktuelle Klebungen (Abb. 1a) oder durch Sprühen mit sterilen Gasen.

Zu beachten ist: Wird bei Verwendung der Applikationsnadel das Auftragen unterbrochen, gerinnen die Komponenten in der Kanüle und verfestigen sich. Die Kanüle muß entfernt und durch eine neue ersetzt werden.

Doppelspritze mit Sprühkopf

Bei Verwendung des Duplojects mit aufgesetztem Sprühkopf (Abb. 1b) wird dieser durch einen Schlauch mit eingebautem Sterilfilter mit dem Tissomat verbunden. Dieses Gerät, das an eine in Operationsräumen übliche Gasquelle angeschlossen ist, ermöglicht die Einstellung des gewünschten Drucks (2–3 bar) und hat einen Fußschalter zum Ein- und Ausschalten des Gasstroms (Abb. 2).

Durch den austretenden Luftstrom kann zunächst unerwünschte Flüssigkeit, z.B. Blut, von der Wundfläche weggeblasen werden. Erst wenn der Kolben am Duploject gedrückt wird, werden die beiden Komponenten auf die Wundfläche aufgesprüht und bilden dort eine dünne gleichmäßige Fibrinschicht. Nicht zu klebende Areale sollten vorher abgedeckt werden. Mit dieser Methode können in kurzer Zeit große Flächen versorgt und dabei gleichzeitig Material eingespart werden.

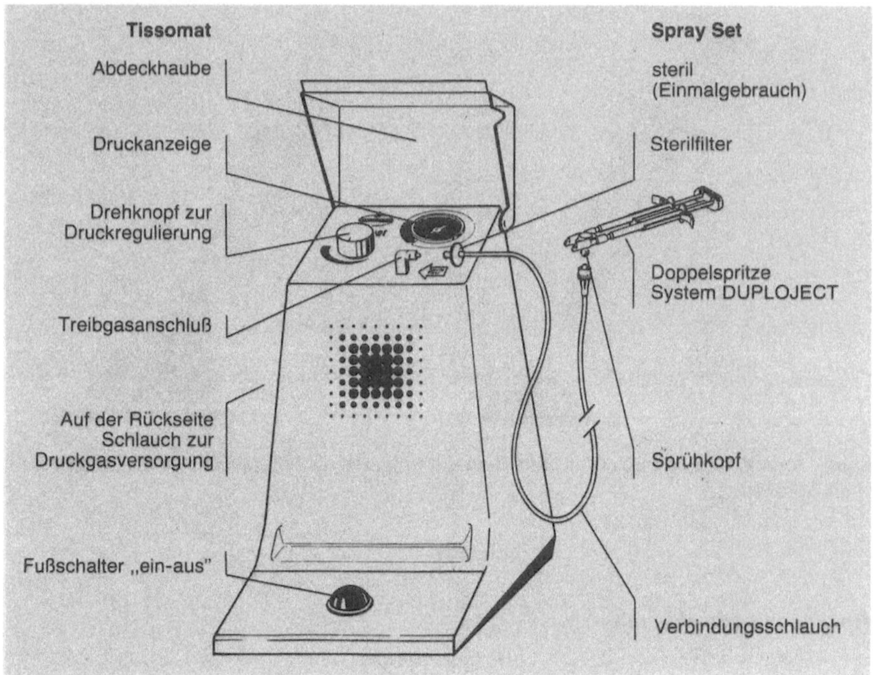

Abb. 2. Tissomat mit Duploject und Sprühkopf

Schichtweise Applikation

Bei der schichtweisen Applikation (Abb. 3) werden die beiden Komponenten nacheinander auf die Klebestelle aufgetragen. Bei Verwendung hoher Thrombinkonzentrationen können jedoch infolge der raschen Gerinnung Grenzschichten entstehen, die eine gute Durchmischung der Komponenten behindern. Der entstehende Fibrinclot ist dann inhomogen und von geringerer Festigkeit als bei vollkommener Durchmischung der beiden Komponenten [10].

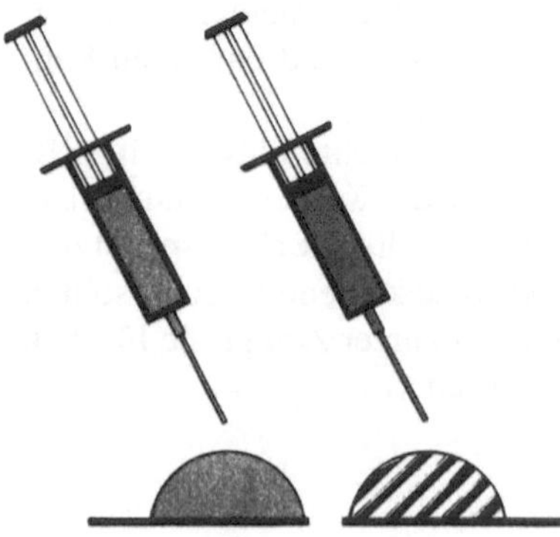

Abb. 3. Schichtweise Applikation

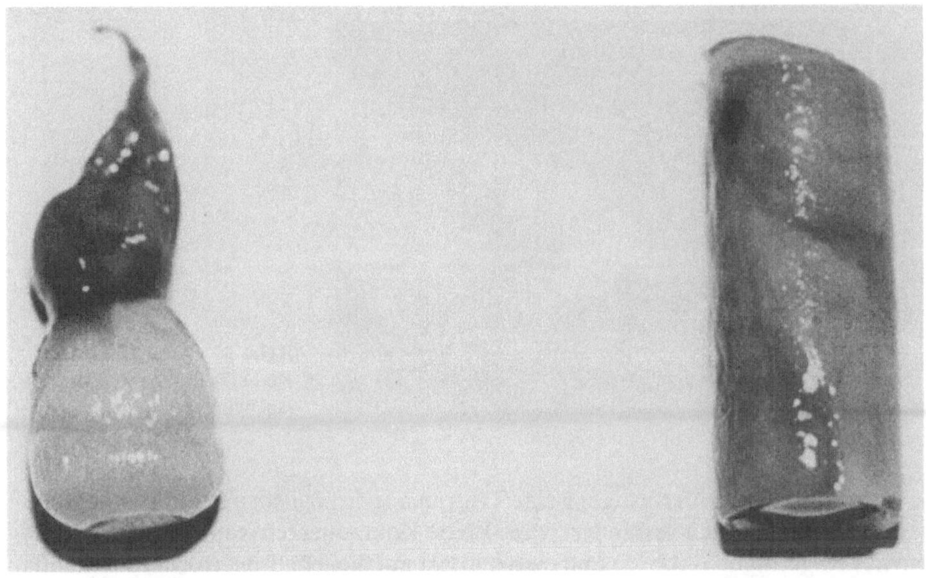

a b

Abb. 4a, b. Einfluß der Applikationsweise auf die Qualität des entstehenden Clots. Zur Sichtbarmachung der Durchmischung enthielt die Thrombinlösung (500 IE/ml) zusätzlich einen Farbstoff (Evans Blue. 80 µg/ml). **a** Sequentielle Applikation aus zwei getrennten Spritzen: schlechte Durchmischung, der entstandene Clot enthält außerdem eine Flüssigkeitsblase. **b** Applikation mittels Duploject mit aufgesetzter Mischkanüle: nahezu vollkommene Durchmischung. (Nach [7])

Redl et al. [7] haben die Wirksamkeit unterschiedlicher Klebetechniken – schichtweise Applikation versus Applikation mit Duploject – untersucht. Durch Versetzen einer der beiden Komponenten mit einem Farbstoff wird die optimale Vermischung beim Einsatz des Duplojects durch die gleichmäßige Farbstoffverteilung veranschaulicht (Abb. 4a, b).

Messungen der Reißfestigkeit von Rattenhautklebungen haben gezeigt, daß infolge der guten Durchmischung bei Verwendung des Duploject deutlich höhere Werte als bei getrenntem Auftragen der beiden Komponenten erreicht werden [10].

Doppelspritze mit Katheter und Sprühkatheter

Zur Zeit befinden sich weitere Zusatzgeräte zum Duploject – verschiedene Katheter – in Erprobung. Sie ermöglichen ein Auftragen bzw. Aufsprühen der Komponenten auch an schlecht zugänglichen Stellen und können u.a. in Verbindung mit dem Endoskop angewandt werden [8].

Fibrinklebung mit Trägermaterial

Das flächenhafte Auftragen der Kleberkomponenten mittels Trägermaterial, z.B. Kollagenvlies, wird zur Blutstillung bei Sickerblutungen angewandt, da das Träger-

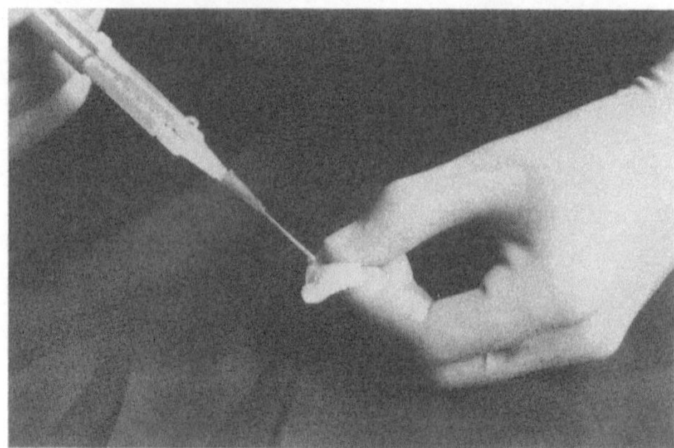

Abb. 5. Applikation der Kleberkomponenten mit Kollagenvlies

material während der Verfestigung eine Tamponade ermöglicht und ein Wegschwemmen der Komponenten verhindert wird. Beide Komponenten werden auf das Kollagenvlies aufgetragen (Abb. 5) und dieses sofort auf die möglichst trockene Wundfläche appliziert. Um ein Ankleben von Instrumenten oder Handschuhen zu vermeiden, sollten diese vorher angefeuchtet werden.

Abschließend sei darauf hingewiesen, daß unabhängig von der gewählten Applikationsart die zu klebenden Flächen, je nach verwendeter Thrombinkonzentration, mindestens 3–5 Minuten lang spannungsfrei gehalten werden müssen.

Literatur

1. Brands W, Joppich I, Lochbühler H (1982) Anwendung von hochkonzentriertem Human-Fibrinogen in der Kinderchirurgie – Ein neues Therapieprinzip.Z. Kinderchir. 35: 159–162
2. Braun H, Güssbacher A, Wahlig H, Dingeldein E (1984) Der Fibrin-Antibiotikum-Verbund als ergänzende Lokalbehandlung der Osteomyelitis in: Fibrinklebung (Hrsg.: Scheele J), 205–210 Springer-Verlag; Berlin, Heidelberg, New York, Tokyo
3. Haverich A, Walterbusch G, Oelert H, Borst HG (1982) Anwendung des Fibrinklebers in der Herz- und Gefäßchirurgie in: Mikrozirkulation und Prostaglandinstoffwechsel. Interaktion von Blutgerinnung und Fibrinolyse mit anderen proteolytischen Enzymsystemen. Neues über Fibrinogen, Fibrin und Fibrinkleber, 291–298 Schattauer Verlag; Stuttgart
4. Kaiser D, Wolfart W (1983) Therapeutische Prinzipien zur Behandlung des Spontanpneumothorax unter besonderer Berücksichtigung der thorakoskopischen Emphysemblasenabtragung und Fibrinklebung. Prax Klin Pneumol 37: 979–982
5. Kreuser ED, Seifried E, Hartmann R, Schreml W, Rasche H (1984) Behandlung maligner Pleuraergüsse durch Fibrinklebung. Tumor Diagnostik & Therapie 5: 55–58
6. Kuderna H (1979) Nervenklebung Dtsch. Z. Mund-Kiefer-Gesichts-Chir. 3: 32–35
7. Redl H, Schlag G, Dinges HP (1982) Methods of fibrin seal application. Thorac Cardiovasc Surg 30: 223–227
8. Redl H (1985) Die Bedeutung der Applikationstechnik für die Fibrinklebung. Vortrag beim Symposium „Neue Techniken in der operativen Medizin“; Aachen, 09.03.1985
9. Scheele J. (1982) Wundversorgung an parenchymatösen Oberbauchorganen mit Fibrinkleber und Kollagenvlies in: Fibrinkleber in Orthopädie und Traumatologie 4. Heidelberger Orthopädie-Symposium, 232–242 Thieme Verlag; Stuttgart–New York
10. Seelich T, Redl H (1984) Applikationstechniken in: Fibrinklebung (Hrsg.: Scheele J), 11–16 Springer-Verlag; Berlin, Heidelberg, New York, Tokyo

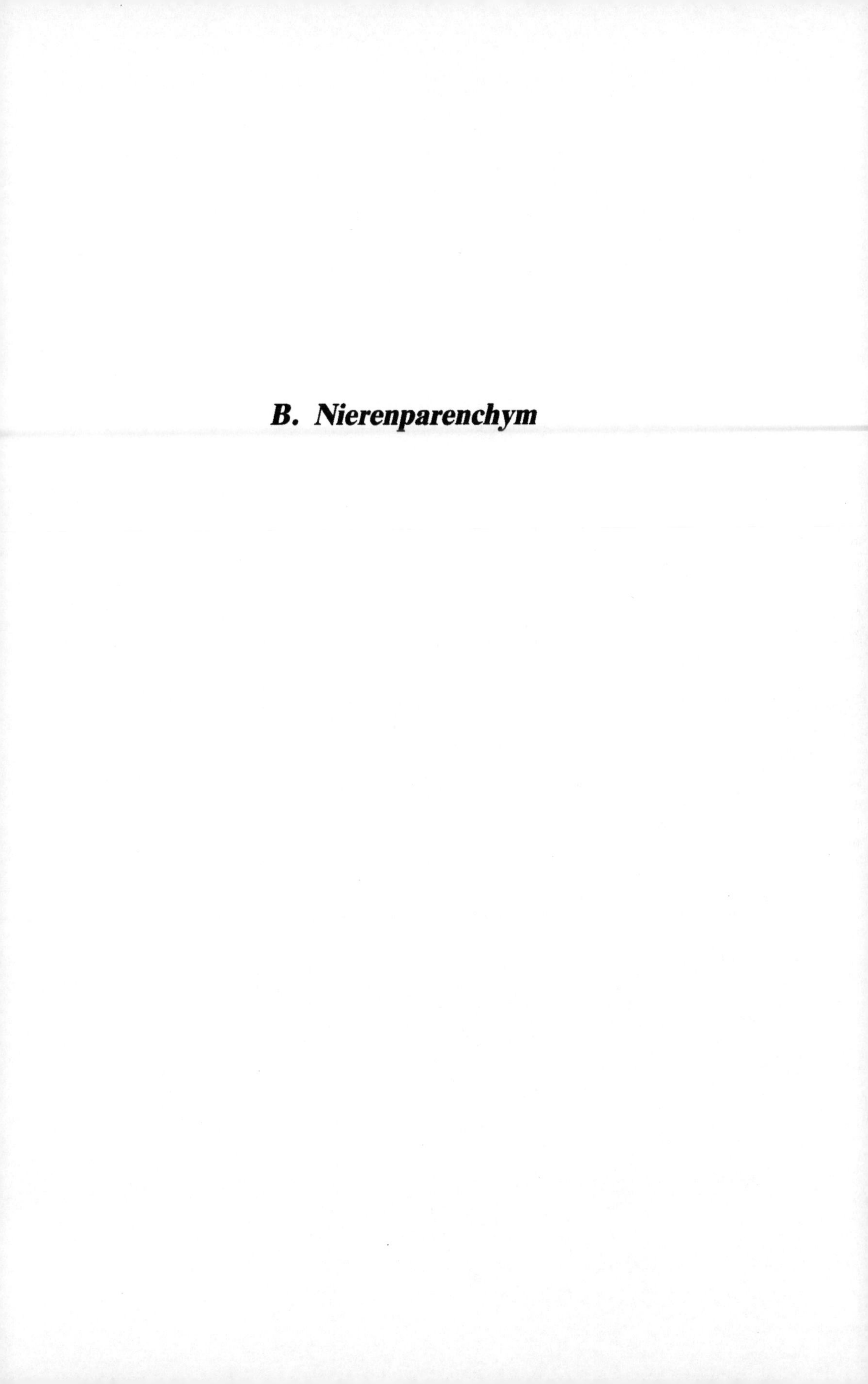

B. Nierenparenchym

Experimentelle Untersuchungen zur Fibrinklebung am Nierenparenchym

A. Goldmann, K. Rüsing

Einleitung

Das funktionelle Ergebnis von Operationen am Nierenparenchym wird von Faktoren bestimmt, die in erster Linie vom intraoperativen Vorgehen abhängen. Sowohl die Dauer der warmen Ischämie als auch der Parenchymverlust spielen hierbei eine entscheidende Rolle. Durch die in der klassischen Nierenchirurgie zur Erzielung einer sicheren Hämostase erforderlichen, tiefgreifenden Parenchymnähte und Umstechungsligaturen wird das Organ mehr oder weniger stark traumatisiert. Die dadurch bedingte, postoperative Narbenbildung hat einen wesentlichen Anteil am Funktionsverlust nach Nierenparenchym-Operationen.

Mit der Fibrinklebung konnte eine Technik der Wundversorgung entwickelt werden, welche der physiologischen Wundheilung sehr nahekommt, da sie die Endphase der plasmatischen Blutgerinnung nachahmt. In einer tierexperimentellen Studie sollte untersucht werden, inwieweit die Fibrinklebung auch zur Versorgung des Nierenparenchyms bezüglich Hämostase und Gewebstraumatisierung geeignet und ggf. der Nierenparenchymversorgung durch Naht überlegen ist.

Material und Methode

Ein standardisiertes Parenchymtrauma an der Rattenniere wurde alternativ mit Fibrinkleber oder mit durchgreifenden Catgut-Kreuzstichnächten versorgt. Als Versuchstiere dienten 24 Albinoratten mit einem Körpergewicht von 290 bis 380 g. Die Tiere wurden in Einzelkäfigen gehalten. In Äther-Inhalationsnarkose wurde unter sterilen Bedingungen das rasierte Abdomen durch eine mediane Laparotomie eröffnet und zunächst die linke Niere dargestellt und hervorluxiert. Nach Legen einer gummiarmierten Klemme an den Nierenstiel erfolgte die longitudinale Nephrotomie („Sektionsschnitt“) bis in das Pyelon hinein (Abb. 1). Mit zwei atraumatischen 5 × 0-Catgut-Kreuzstichnähten, die das Parenchym im Bereich des oberen und unteren Nierenpols readaptierten, wurde die Nephrotomie geschlossen. Die Nähte wurden so gelegt, daß das mittlere Drittel der Niere ohne Naht verblieb. Nach genau 5 Minuten wurde die Nierenstielklemme geöffnet und das Organ nach Ausschluß stärkerer Blutungen in das Retroperitoneum zurückverlagert. In gleicher Sitzung wurde die rechte Niere in gleicher Weise freigelegt und in Ischämie longitudinal nephrotomiert.

Fibrinklebung in der Urologie
Hrsg. von H. Melchior

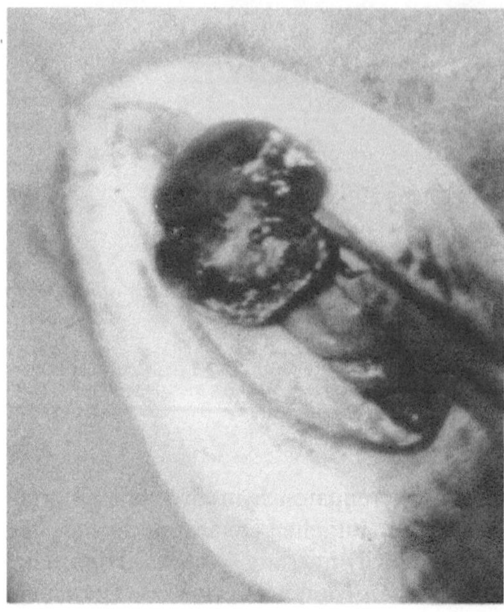

Abb. 1. Longitudinale Nephrotomie in Ischämie

Zur Klebung wurde ausschließlich tiefgefrorener Fibrinkleber (Tissucol) verwendet. Die Thrombinlösung enthielt 500 IE/ml Thrombin und 3000 E/ml Aprotinin. Bei dieser Mischung tritt die Verfestigung des Fibrinklebers innerhalb weniger Sekunden ein. Das Mischungsverhältnis der Kleberkomponenten wurde nicht variiert. Die auf Körpertemperatur gebrachten Fibrinogen- und Thrombin-Lösungen wurden mittels Applikator und Kanüle in den Wundspalt eingebracht, nachdem die Nierenhälften vor der Klebung genau adaptiert worden waren, da bei dieser „schnellen" Klebung eine nachträgliche Lagekorrektur der Wundflächen nicht mehr möglich ist. Die Klebeflächen wurden 3 Minuten lang digital leicht komprimiert, nach 5 Minuten erfolgte die Beendigung der Ischämie und Reposition der Niere.

Die Laparotomie wurde zweischichtig fortlaufend mit 5 × 0-Vicryl verschlossen, wobei die Hautnaht subkutan gelegt wurde. Postoperativ hatten die Tiere freien Zugang zu Festfutter und Wasser.

Nach 7, 14, 21 und 28 Tagen wurden die Nieren von jeweils 3 Ratten in Äthernarkose entnommen. Um Gewichtsunterschiede durch Ausblutung zu verhindern, wurden bei intakten Kreislaufverhältnissen zunächst Nierenstielklemmen gelegt und anschließend die Organe entfernt. Die Nieren wurden gewogen und in zehnprozentiger Formalinlösung für 5 Tage fixiert. Senkrecht zur Nephrotomie wurden die Nieren dreigeteilt; der mittlere Block A enthielt bei der genähten Niere kein Nahtmaterial. 6 μm starke Schnitte wurden angefertigt und gefärbt. Folgende Färbungen wurden angewandt:

Haematoxilin-Eosin
Elastica von Gieson
Fibrinfärbung nach Weigert
Fibrinfärbung nach Lendrum

Ergebnisse

Alle Tiere überlebten den Eingriff und erreichten den vorgesehenen Termin zur Organentnahme. Bei den meisten Tieren bestand bis zum 6. postoperativen Tag eine Makrohämaturie.

Bei der Nierenentnahme zeigte sich in keinem Fall ein perirenales Hämatom; es fanden sich weder bei den geklebten noch bei den genähten Nieren Hinweise auf eine postoperative Nachblutung. Bei allen Tieren bestanden jedoch beidseits ausgeprägte Adhäsionen zu Leber, Darm und retroperitonealem Fettgewebe; diese Briden mußten zum Teil scharf durchtrennt werden. Makroskopisch waren die geklebten Nieren größer und formal weniger verändert als die genähten, die zum Teil nach 21 Tagen deutliche narbige Einziehungen aufwiesen (Abb. 2).

Gewicht

Der Mittelwert des Gewichts der geklebten Nieren lag mit 1,50 g deutlich über dem der genähten mit 1,31 g, wobei der Unterschied statistisch gesichert ist (Abb. 3). Bei einer Kontrollgruppe von 6 nicht operierten Ratten war ein Gewichtsunterschied der Nieren nicht nachweisbar. Eine mögliche Erklärung für die unterschiedlichen Gewichte der operierten Nieren sind die ausgedehnten Nekrosen und Narben, die man an den genähten Nieren sieht, und gleichzeitig möglicherweise eine vikariierende Funktionsübernahme der geklebten Niere. Makroskopisch sah man bei den mit Naht versorgten Nephrotomien bereits nach 7 Tagen eine breite, zur Papille hin

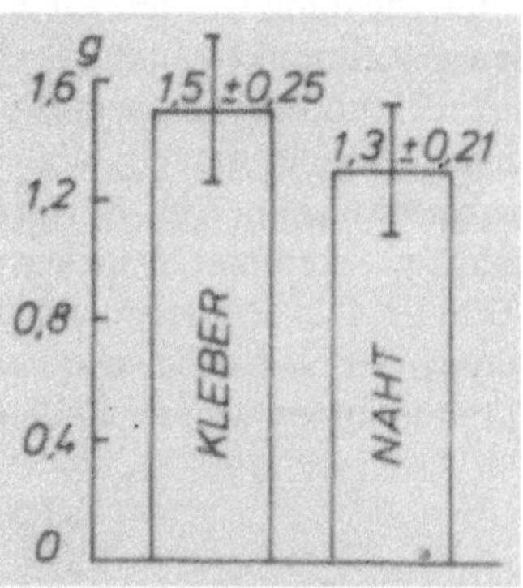

Abb. 3. Nierengewicht nach Entnahme (n = 48)

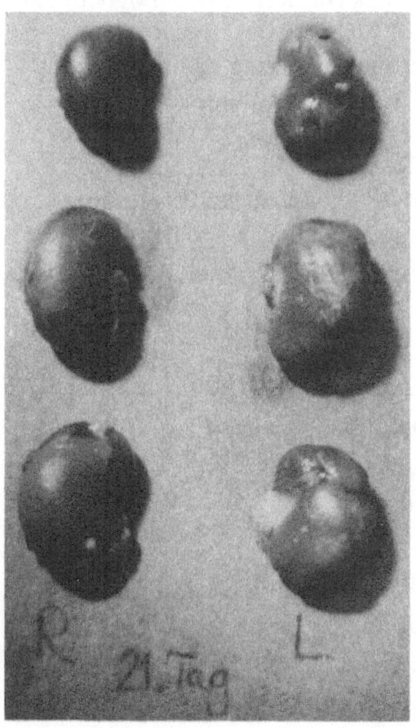

Abb. 2. am 21. postoperativen Tag entnommene Nieren, rechts Klebung, links Naht

keilförmig zulaufende Nekrosezone, die weit über den mit der Naht gefaßten Parenchymbereich hinausreichte. Dagegen konnte man an den geklebten Nieren nur eine strichförmige Narbe erkennen.

Histologie

Am 7. postoperativen Tag sah man bei den geklebten Nieren im Kapselbereich leichte trichterförmige Einziehungen; intaktes Nierengewebe reichte bis unmittelbar an die Schnittfläche heran. Es fanden sich weitgehend unauffällige Glomerula und Tubuli. An einigen Stellen sah man geringe lymphozytäre Reaktionen (Abb. 4). Im Markbereich konnte man vor allen Dingen mit der Fibrinfärbung nach Weigert vereinzelt Fibrinreste im Wundspalt erkennen; hier sah man vereinzelt auch weitgestellte Tubuli. Bei den genähten Nieren fielen dagegen ausgedehnte Nekrosezonen im Bereich der Rinde auf (Abb. 5). Man fand gruppiert stehende, untergehende Tubuli; die Epithelstrukturen stellten sich in diesem Bereich nur schattenhaft dar. Im Nierenmark und der Papille waren die Narbenzonen breiter als bei den geklebten Nieren. Tubuli und Sammelrohre waren als Zeichen einer noch nicht vollständigen Rekonstruktion mit geringer Abflußstörung erweitert.

Die Unterschiede waren am 14. postoperativen Tag noch deutlicher. Während die geklebten Nieren im Rinden- und Markbereich zarte Narbenzonen ohne wesentliche Umgebungsreaktion aufwiesen, sah man im Nahtbereich ausgeprägte Nekrosezonen, die trichterförmig auf die Papille zuliefen (Abb. 6, 7). Aber auch im mittleren, nahtfreien Drittel der mit Naht versorgten Nieren fanden sich ausgeprägte Nekrosezonen im Schnittbereich. Die Unterschiede im Marktbereich waren geringer, eine Unterscheidung war jedoch noch anhand der Breite des Narbenbandes möglich. Zu diesem Zeitpunkt konnte der Fibrinkleber nicht mehr nachgewiesen werden.

Am 21. und 28. postoperativen Tag fehlten bei der Fibrinklebung jegliche entzündlichen Veränderungen; lediglich im Rindenbereich waren zarte, bindegewebige Narben nachweisbar (Abb. 8). Im Mark- und Papillenbereich war das Narbenband kaum mehr zu erkennen; man konnte hier von einer Restitutio ad integrum sprechen (Abb. 9). Die Rindenzonen der genähten Nieren wiesen zu diesem Zeitpunkt im Bereich der Nekrosen schon erhebliche Kapseleinziehungen auf, dagegen waren die Veränderungen weiter papillenwärts nur noch leicht ausgeprägt (Abb. 10, 11).

Abb. 4. 7. Tag, Rinde, Klebung, Elastica von Gieson 10 ×

Abb. 5. 7. Tag, Rinden-/Kapselbereich, Naht, Haematoxilin-Eosin 25 ×

Abb. 6. 14. Tag, Rinde, Klebung, Elastica von Gieson 10 ×

Abb. 7. 14. Tag, Rinde, Naht, Elastica von Gieson 10 ×

Abb. 8. 28. Tag, Rindennekrose nach Naht, Haemotoxilin-Eosin 10 ×

Abb. 9. 28. Tag, Rinde nach Klebung, Elastica von Gieson 10 ×

Abb. 10. 21. Tag, Mark nach Naht, Elastica von Gieson 10 ×

Abb. 11. 21. Tag, Mark nach Klebung, Elastica von Gieson 25 ×

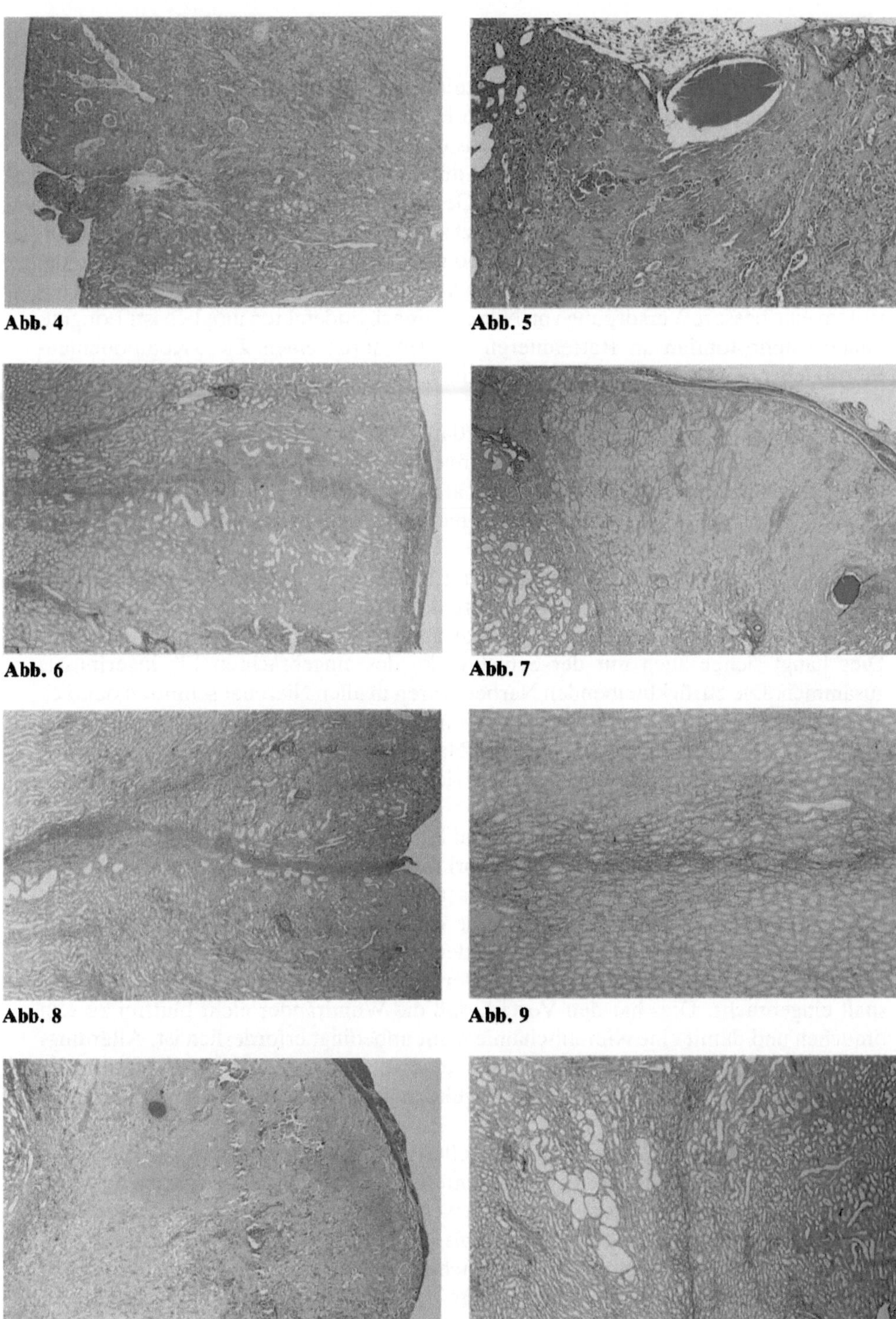

Abb. 4 Abb. 5

Abb. 6 Abb. 7

Abb. 8 Abb. 9

Abb. 10 Abb. 11

Diskussion

Bei der Versorgung iatrogener oder traumatischer Nierenparenchymläsionen steht zum Zeitpunkt der Operation die sichere Hämostase im Vordergrund. Dieses Ziel sollte idealerweise ohne Gewebstraumatisierung erreicht werden. Die bisher überwiegend angewandten Techniken mit tief durchgreifenden Parenchymnähten führen jedoch zu erheblichen Nekrosen in den Gewebsgebieten, die dem erhöhten Druck durch die komprimierende Naht ausgesetzt sind. Im Rahmen einer tierexperimentellen Untersuchungsreihe wurde geprüft, ob mit dem seit längerer Zeit in verschiedenen operativen Disziplinen erfolgreich angewandten, biologischen Fibrinklebesystem eine bessere Versorgung von Nierenparenchymdefekten möglich ist: Longitudinale Nephrotomien an Rattennieren wurden durch einen Zwei-Komponenten-Fibrinkleber (Tissucol) verschlossen und die Ergebnisse mit denen der Nephrotomieversorgung durch Naht verglichen.

Die Untersuchungsergebnisse zeigen, daß der Wundverschluß durch Fibrinklebung am Nierenparenchym dem durch konventionelle Parenchymnaht überlegen ist. Diese Überlegenheit zeigt sich in der Tatsache, daß der Parenchymverlust nach Fibrinklebung wesentlich geringer ist als nach konventioneller Naht, da die Nekrosenbildung im Nahtbereich entfällt.

Histologisch entsprach die Wundheilung bei der Fibrinklebung weitgehend den physiologischen Abläufen einer Gewebsreaktion: Nach 7 Tagen konnte Fibrin im Wundspalt nur ganz vereinzelt und nach 14 Tagen nicht mehr nachgewiesen werden. Dies hängt sicher auch mit der Schichtdicke des eingebrachten Fibringerinnsels zusammen. Die zurückbleibenden Narben waren in allen Nierenabschnitten deutlich zarter als bei den mit Naht versorgten Nieren. Die größten Unterschiede ergaben sich jedoch bei der Betrachtung der von der Naht erfaßten Rindenbezirke; die hierbei aufgetretenen Nekrosebildungen ließen sich durch die Klebung vollständig vermeiden.

Bezüglich der Hämostase war die Fibrinklebung der Nierenparenchymversorgung durch Naht gleichwertig. Weder nach Fibrinklebung noch nach Naht war eine perirenale Hämatombildung oder Urinextravasation zu beobachten.

In der vorliegenden Untersuchungsreihe wurde die „schnelle“ Klebung mit hoher Thrombinkonzentration angewandt. Bei der Technik der „schnellen“ Klebung wird der Kleber mittels einer Kanüle in den unter leichter Kompression stehenden Wundspalt eingebracht. Dies hat den Vorteil, daß die Wundränder nicht blutfrei zu sein brauchen und damit eine Nierenischämie nicht unbedingt erforderlich ist. Allerdings erfordert die „schnelle“ Klebung primär eine saubere, spaltfreie Adaptation der Wundränder, da eine nachträgliche Lagekorrektur der Klebeflächen zueinander nicht möglich ist.

Insgesamt zeigen diese tierexperimentellen Untersuchungen, daß die Fibrinklebung des Nierenparenchyms bei bestimmten Läsionen die Nierenparenchymnaht vollständig ersetzen kann, wobei die Gewebstraumatisierung mit nachfolgendem Funktionsverlust wesentlich geringer ist als bei konventioneller Nierenparenchymnaht. Diese tierexperimentellen Untersuchungen bestätigen damit die bereits in einigen Zentren gemachten Erfahrungen mit der Nierenparenchymklebung [2, 8].

Zusammenfassung

In einer tierexperimentellen Untersuchungsreihe an 24 Albinoratten wurde die Nierenparenchymversorgung durch Fibrinkleber nach standardisierter Nierenparenchymläsion durch longitudinale Nephrotomie mit der konventionellen Nierenparenchymnaht verglichen. Die vorliegenden Untersuchungsergebnisse zeigen, daß der Nierenparenchymverlust nach Fibrinklebung wesentlich geringer ist als nach Parenchymnaht. Bezüglich der Hämostase war die Fibrinklebung im Tierexperiment der Parenchymnaht gleichwertig.

Literatur

1. Babayan R, Klöppel G (1982) Isobutyl-2-Cyanoacrylat bei Behandlung von Leberwunden im Tierexperiment. Med Welt 33: 517–519
2. Braun F, Henning K, Holle J, Kovac W, Rauchenwald K, Spängler HP, Urlesberger H (1977) Erfahrungen mit einem biologischen Klebesystem (Fibrin) bei Versorgung von Nierenparenchymwunden (Tierexperiment und erste klinische Erfahrungen). Zbl Chirurgie 102: 1235–1246
3. Dinges HP, Redl H, Kuderna H, Strohmayer W (1980) Histopathologie nach Fibrinklebung. In: Vecsei V, Probst J, Richon CA (Hrsg.): Hefte zur Unfallheilkunde. Springer, Berlin – Heidelberg – New York
4. Dinges HP, Redl H, Schlag G (1982) Histologische Techniken und tierexperimentelle Modelle zur Untersuchung der Wechselwirkung zwischen Fibrinkleber und Gewebe. In: Cotta H, Braun A (Hrsg.): Fibrinkleber in Orthopädie und Traumatologie. Thieme, Stuttgart – New York
5. Scheele J, Heinz H, Pesch HJ (1981) Fibrinklebung in parenchymatösen Oberbauchorganen. Tierexperimentelle Untersuchungen. Langenbecks Arch Chir 354: 245–254
6. Scheele J, Schricker KTh, Goy RD, Lampe I, Panis R (1981) Hepatitisrisiko der Fibrinklebung in der Allgemeinchirurgie. Med Welt 32: 783–788
7. Tscheliessnigg KH, Hermann W, Dacar D, Stenzl W, Höllerl G (1981) Fibrinklebung – Eine Übersicht über Entwicklung, Technik und derzeitigen Stand. Immuno – Scientific Workshop '81, Immuno, Wien
8. Urlesberger H, Henning K, Rauchenwald K (1981) Fibrinklebung in der Urologie. Immuno – Scientific Workshof '81. Immuno, Wien

Nierenparenchymchirurgie mit Fibrinklebung

K. Henning

1. Einleitung

Die Nierenparenchymchirurgie befindet sich derzeit in einer Phase der Neuorientierung. Dies gilt für Indikationsstellung und Operationstechnik. Erst in jüngster Zeit wurden entscheidende Fortschritte in der offenen Steinchirurgie erzielt. So hat die dopplersonographiegesteuerte segmentarterienprotektive Parenchyminzision das Problem der Operation in Organischämie relativiert, der intraoperative Einsatz von small part-Transducern die Steinlokalisation wesentlich verbessert [14]. Gleichzeitig aber ist durch die stürmische Entwicklung perkutaner Operationsmethoden und der extrakorporalen Stoßwellenlithotripsie heute bereits die Indikation zur offenen Steinoperation eingeschränkt.

In einer solchen Umbruchphase die Fibrinklebung als Operationsmethode zur Optimierung der Nierenparenchymchirurgie zu propagieren, erscheint problematisch; denn was bleibt übrig für die Nierenparenchymchirurgie? Es scheinen sich jedoch in der Nierenparenchymchirurgie gewisse Trends abzuzeichnen. Einerseits der Trend zur Beibehaltung der offenen Operation des komplizierten Ausgußsteines und damit der Nephrotomie, andererseits der Trend zur partiellen Nephrektomie bei Nierenzellkarzinom im Stadium p T1, sowie der Trend zu einer wieder mehr operativ orientierten Therapie des Nierentraumas. Die Fibrinklebung am Nierenparenchym will grundsätzlich nicht als neue Operationsmethode verstanden werden; angestrebt wird eine Verbesserung im Detail, was auch die Indikationsstellung zu operativen Eingriffen am Nierenparenchym beeinflussen könnte.

2. Forderung an die Nierenparenchymchirurgie

Die Forderungen an eine optimale Nierenparenchymchirurgie werden heute von Aspekten der Parenchymprotektion diktiert. In einer modernen, funktionell orientierten Nierenparenchymchirurgie haben traumatisierende Parenchymnähte zur Hämostase und zum Wundverschluß nur mehr wenig Berechtigung und erscheinen überholt. Die Fibrinklebung hat hier gangbare Alternativen anzubieten.

Zielsetzung der Parenchymklebung am Nierenparenchym ist eine Optimierung bekannter Operationstechniken, das heißt durch direkte atraumatische Parenchymklebung Verzicht auf Parenchymnähte und durch effektive Hämostase Reduktion von Umstechungen; daraus sollten Minierung des intraoperativen Blutverlustes,

Fibrinklebung in der Urologie
Hrsg. von H. Melchior

Sicherung eines komplikationslosen postoperativen Verlaufes hinsichtlich Parenchymnachblutung und letztlich Verbesserung funktioneller Ergebnisse resultieren.

3. Operationsprinzipien der Fibrinklebung am Nierenparenchym

Die Eigenschaften des Fibrinklebesystems sind durch lokale Hämostase und Klebung charakterisiert. Beide Eigenschaften prädestinieren für die Nierenparenchymchirurgie und ergänzen sich hier sinnvoll. Bei Operationen am Nierenparenchym steht die exzellente Hämostase des Fibrinklebers sicher im Vordergrund.

Es ergeben sich folgende Operationsprinzipien:

- *Direkte Parenchymklebung* mit gleichzeitiger Hämostase von nicht unter Spannung stehenden Parenchymflächen, wie zum Beispiel die Klebung von Nephrotomien und Nierenrupturen.
- *Hämostase von blutenden Parenchymflächen* durch Aufkleben von Kollagenvliesen – sogenannte Parenchymversiegelung – wie zum Beispiel bei Heminephrektomie, Tumorenukleation, partieller Nephrektomie, traumatischer Parenchymamputation oder Nierenteilresektionen aus anderer Indikation.
- *Aufkleben von homologem Gewebe* mit gleichzeitiger Hämostase, wie zum Beispiel Capsula fibrosa, Gerota Faszie, Peritoneum [18], Capsula adiposa, Omentum maius zu zusätzlichen Deckung von Parenchymflächen und zur Sicherung von geklebten Nephrotomien oder Nierenrupturen; außerdem *Einkleben* von homologem Gewebe, wie Capsula adiposa oder Omentum maius in Parenchymdefekte nach Tumorresektion und Nierentrauma.

4. Material und Methode

Seit der ersten klinischen Anwendung des Fibrinklebers in der Nierenparenchymchirurgie 1975 durch Rauchenwald in Klagenfurt [11] hat sich Material und Methode der Fibrinklebung vor allem durch Einführung des Tissucol-Kits und durch neue Applikationstechniken verschiedentlich verbessert.

Derzeit kommt bei uns für die Fibrinklebung am Nierenparenchym folgendes Material und folgende Methodik zur Anwendung:

4.1 Fibrinogenkonzentrat

Es wird sowohl Kryopräzipitat als auch Lyophilisat verwendet. Kryopräzipitat hat den Nachteil der Lagerung bei minus 20°C; für das OP-Personal ergibt sich der Vorteil, daß nach Auftauen Fibrinogenkonzentrat ohne zusätzliche Manipulation zur Verfügung steht; für die eigentliche Anwendung am Nierenparenchym sind beide Produkte gleichwertig.

4.2 Thrombinkonzentration

Gegenüber früher verwenden wir – statt der hohen Thrombinkonzentration von 500 I. E. Thrombin/ml – sowohl für Parenchymklebung als auch für Parenchymversiegelung mit Kollagenvlies derzeit eine niedrigere Konzentration von zirka 170 I. E. Thrombin/ml. Das Clotieren des Fibrinklebers erfolgt bei dieser Konzentration ausreichend rasch, die Handhabung ist gegenüber der hohen Thrombinkonzentration von 500 I. E./ml, bei welcher das Clotieren in Sekundenschnelle erfolgt, erleichtert. Bei starker Parenchymblutung kommt fallweise noch die hohe Thrombinkonzentration von 500 I. E. Thrombin/ml zur Anwendung.

4.3 Aprotininkonzentration

Aufgrund der hohen fibrinolytischen Aktivität des Nierenparenchyms wird eine Aprotininkonzentration von 3.000 KIE pro ml verwendet.

4.4 Applikation

Zur direkten Parenchymklebung und zum Auf- bzw. Einkleben von homologem Gewebe erfolgt die Applikation mit der Duplojekt-Spritze. Die früher angewandte sequentielle Applikation wird am Nierenparenchym nicht mehr vorgenommen.

Zur sogenannten Parenchymversiegelung wird Kollagenvlies durch Aufbringen mit Fibrinkleber mit einer Thrombinkonzentration von 170 I. E. Thrombin/ml mit der Duplojekt-Spritze präpariert (s. Abb. 1). Fallweise wird vor dem Anmodellieren des mit Fibrinkleber präparierten Kollagenvlieses zusätzlich Fibrinkleber mit der Duplojekt-Spritze auf das Nierenparenchym flächenhaft aufgebracht. Das Aufbringen des

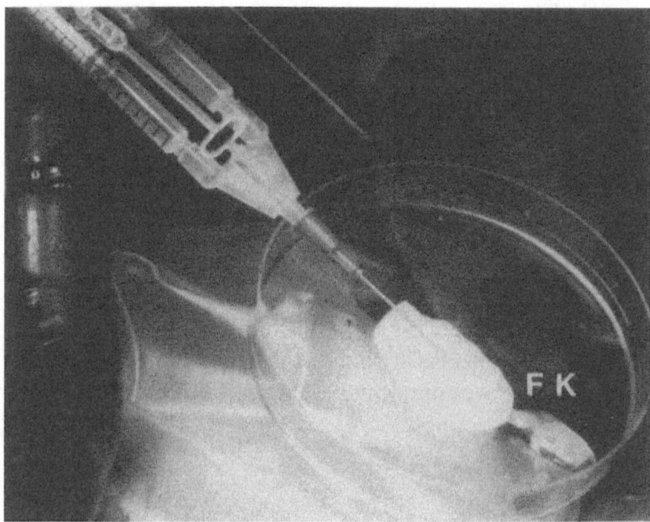

Abb. 1

Fibrinklebers mit der Duplojekt-Spritze auf das Kollagenvlies hat gegenüber der reinen Thrombinbenetzung den Vorteil, daß die gleichmäßige Zusammensetzung des applizierten Fibrinklebergemisches am Parenchym garantiert ist.

Die Versiegelung von blutendem Nierenparenchym erfolgt vielfach ohne Organischämie. Wurde der operative Eingriff am Nierenparenchym an sich schon in Organischämie durchgeführt, wie zum Beispiel bei partieller Nephrektomie bei Nierentumor, so erfolgt auch die Parenchymversiegelung mit Fibrinkleber und Kollagenvlies noch in Ischämie (s. Tableau 3.b–d). Dies gilt auch für die Parenchymversiegelung mit starker Parenchymblutung, wie zum Beispiel bei traumatischer Polamputation (s. unter 5.3). Die Parenchymversiegelung ist sowohl bei externer Hypothermie als auch bei arterieller Perfusionskühlung möglich (s. unter 5.2.3).

4.5 Kollagenvlies

Zwei Kollagenvliesprodukte kommen zur Anwendung. Kollagenvlies (Firma Pentapharm) und Gelfix (Firma Farmatis S. b. A).

In der Mehrzahl der Fälle wird Kollagenvlies (Firma Pentapharm) verwendet. Es handelt sich dabei um Schweinekollagen. Zu beachten ist, daß dieses Kollagenvlies erst durch den Fibrinkleber Festigkeit erhält. Das mit Fibrinkleber präparierte Kollagenvlies (s. unter 4.4; Abb. 1) wird durch digitales Anpressen von zirka 3 bis 5 Minuten an das Parenchym anmodelliert. Der OP-Handschuh sollte gut mit physiologischer Kochsalzlösung angefeuchtet sein, da sonst das Kollagenvlies am OP-Handschuh haften bleibt und wieder von der Parenchymfläche abgezogen wird. Bei größeren, planen Resektionsflächen kann zum Anmodellieren auch als Pelotte ein in einem OP-Handschuh eingebrachter Tupferbausch zweckmäßig sein.

Bei sehr großen Parenchymflächen empfiehlt es sich, der Operationstechnik von Scheele [15, 16] folgend, mehrere Kollagenvliesplatten mosaikförmig anstelle einer einzelnen großen Platte aufzukleben. Bei einer allzugroßen Kollagenplatte ist der erforderliche Andruck nicht überall gleichmäßig gewährleistet, so daß infolge mangelnden Kontaktes des Kollagenvlieses zum Parenchym die Hämostase insuffizient sein kann. Das sich ausbildende Hämatom führt zum Abheben des Kollagenvlieses, so daß auch andere Bezirke der Parenchymfläche wieder zu bluten beginnen können. Dieser technische Fehler ist zweifellos die häufigste Ursache einer Nachblutung. Aus diesem Grunde sollte nach Beendigung der digitalen Kompression die mit Kollagenvlies versiegelte Parenchymfläche für einige Minuten beobachtet werden. Kommt es zur Hämatombildung, so ist das Kollagenvlies zu entfernen und die Parenchymfläche zu inspizieren. Während größere Venenlumina sicher mit Fibrinkleber und Kollagenvlies verschlossen werden können, ist dies bei größeren arteriellen Gefäßen nicht der Fall. Diese sind gegebenenfalls mit feinem Nahtmaterial gezielt zu umstechen. Anschließend wird die Versiegelung mit Fibrinkleber und Kollagenvlies wiederholt.

Ist fallweise stärkeres digitales Anpressen erforderlich, wie zum Beispiel bei stärkerer Parenchymblutung nach traumatischer Polamputation, so ist als Kollagenvlies Gelfix zu empfehlen. Gelfix besteht aus Rinderkollagen. Es ist mechanisch wesentlich mehr belastbar als Schweinekollagen.

Wurde die Parenchymversiegelung mit Fibrinkleber und Kollagenvlies in Organischämie durchgeführt, so ist es günstig, den manuellen Andruck des Kollagenvlieses nach Freigabe des Blutstroms in die Niere für 3–5 Minuten beizubehalten. Dies erfordert ein gewisses Maß an Geduld, erspart jedoch fast immer eine eventuelle Wiederholung der Klebung.

5. Spezielle Operationstechnik

Die speziellen Operationstechniken der Fibrinklebung am Nierenparenchym basieren zum Teil auf den eigenen Erfahrungen von 175 Operationen am Nierenparenchym mit Fibrinklebung [2,3,4,5,6,7,10,11,12,13,20,21], zum Teil auf dem Erfahrungsaustausch und der Zusammenarbeit mit Wiener Kliniken [1,3,17], sowie den von Scheele angegebenen Techniken der Fibrinklebung an parenchymatösen Organen, wie Milz, Leber und Pankreas [15,16]. Hinsichtlich neuerer Techniken der Nierensteinchirurgie, wie Dopplersonographie-gesteuerte Parenchyminzision, orientierten wir uns an der Operationstechnik der Urologischen Universitätsklinik Mainz [14].

In der Folge sollen die derzeit von uns angewandten speziellen Operationstechniken der Fibrinklebung am Nierenparenchym im einzelnen besprochen werden.

5.1 Nephrotomie (Tableau 1a–f, Tableau 3e–g, Tableau 4a, b)

Die Parenchyminzision wird heute von uns dopplersonographiegesteuert durchgeführt. Nach Inzision der Capsula fibrosa erfolgt die stumpfe Dissektion des Parenchyms mittels Elevatorien. Die Operation wird ohne Organischämie vorgenommen; für eine eventuell bei starker Parenchymblutung notwendig werdende externe Hypothermie ist soft-ice vorbereitet. Die meist kleinen radiären Nephrotomien lassen sich problemlos verkleben. Der im Bereich der Nephrotomie eröffnete Nierenhohlraum wird nicht genäht. Der Fibrinkleber wird mit der Duplojekt-Spritze simultan auf die Parenchymflächen der Nephrotomie appliziert (bezüglich Thrombin und Aprotininkonzentration s. unter 4.2; 4.3). Die Parenchymwunde wird anschließend manuell adaptiert und in ruhiger Position für 3 bis 5 Minuten gehalten, um eine Stabilisierung des Fibrinclots und somit sichere Verklebung zu gewährleisten. Gleichzeitig während der manuellen Adaptation oder auch nachher erfolgt die Naht der Capsula fibrosa über der verklebten Nephrotomie. Ist bei brüchigen Gewebsverhältnissen der Capsula fibrosa, zum Beispiel bei voroperierten Nieren, die Naht nicht möglich, so wird die Nephrotomie mit einem Kollagenvlies überklebt.

Tableau 1a, b. Dopplersonographiegesteuerte segmentarterienprotektive radiäre Nephrotomie ohne Organischämie; Parenchymdissektion mit Elevatorien

Tableau 1c-f. Aufnahme präoperativ: **c** Leer: Ausgußstein des Nierenbeckens und der unteren Kelchgruppe mit zusätzlichem Steinnest im untersten Kelch. **d** Ausscheidungsurogramm: beträchtliche Kelchhydronephrose. **e-f** Aufnahmen 3 Monate postoperativ: **e** kein Steinrezidiv. **f** Ausscheidungsurogramm: gute Ausscheidung, gegenüber dem präoperativen Befund hat sich die Kelchhydronephrose auch im Bereiche des Unterpoles zurückgebildet

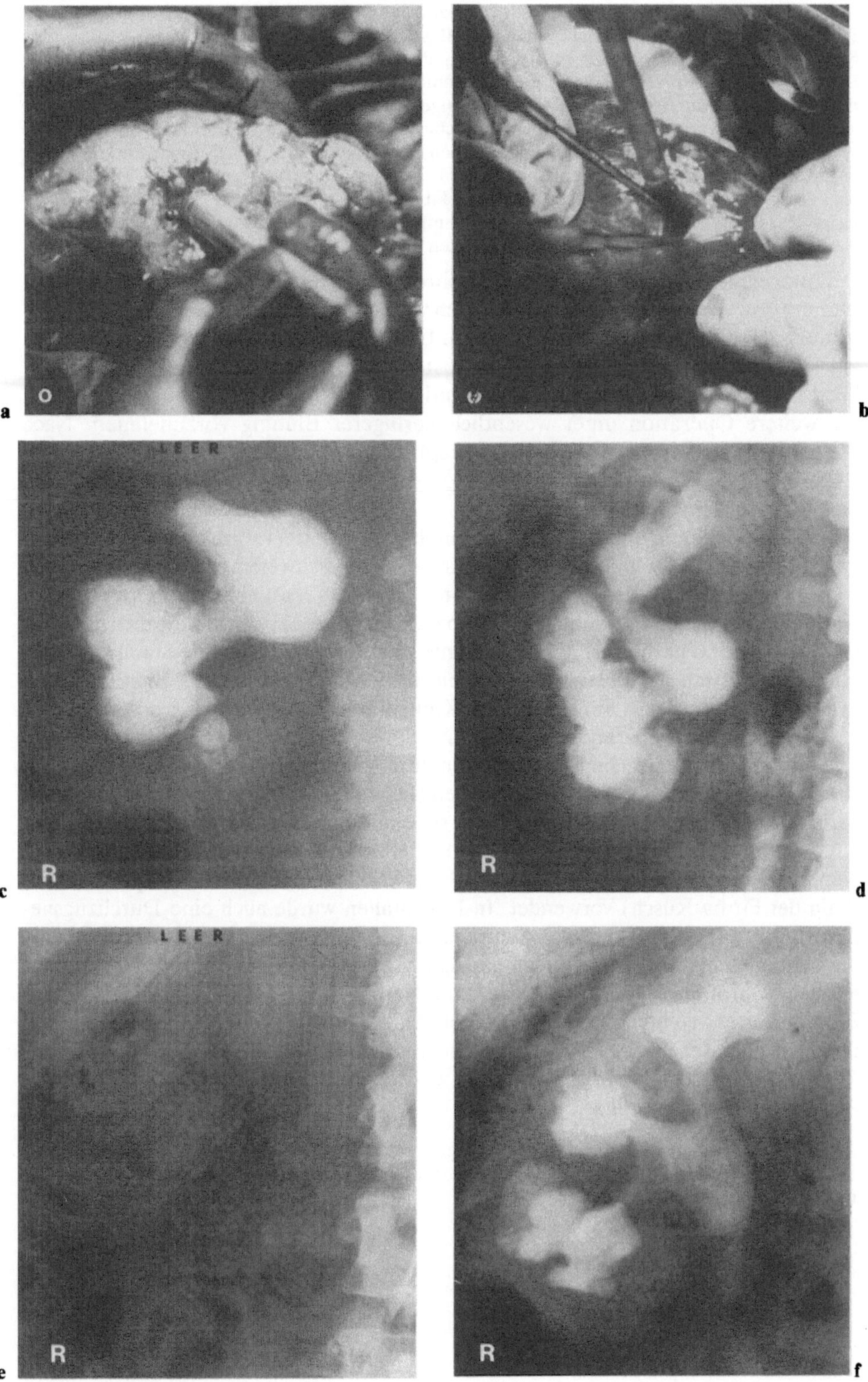
a
O
b
LEER
R
c
R
d
LEER
R
e
R
f

Häufig wird der Einwand vorgebracht, bei Naht der Capsula fibrosa sei die Fibrinklebung der Parenchymwunde der Nephrotomie an sich überflüssig, da diese durch die Naht der Capsula fibrosa bereits ausreichend verschlossen sei. Während jedoch ohne Fibrinklebung die „Verklebung" der Parenchymwunde der Nephrotomie durch die Hämostasemechanismen der physiologischen Blutgerinnung erfolgt, wobei sich ein mehr oder weniger ausgeprägtes Hämatom in der Nephrotomie ausbilden kann, erzielt die Fibrinklebung tatsächlich eine atraumatische Parenchymsynthese. Sie verhindert durch die gegenüber der physiologischen Blutgerinnung wesentlich effektivere Hämostase die Ausbildung eines größeren Hämatoms in der Parenchymwunde der Nephrotomie. Die zwischen die Parenchymwundflächen eingebrachte dünne Fibrinschicht stellt die beste Ausgangssituation für ein rasches Einsprossen von Fibroblasten dar, womit eine rasche Wundheilung garantiert ist. Zartere Narbenbildung solcher mit Fibrinkleber versorgten Nephrotomien ist tierexperimentell erwiesen.

Trotz segmentarterien-protektiver Nephrotomie kann die auftretende Parenchymblutung bisweilen beträchtlich sein und den weiteren Operationsablauf, wie Steinentfernung, Hohlrauminspektion etc. stören. In solchen Fällen empfiehlt es sich – auch zur Vermeidung eines größeren Blutverlustes – die Parenchymwunde mit Fibrinkleber zu verkleben, unter manueller Adaptation einige Minuten abzuwarten und dann die weitere Operation unter wesentlich geringerer Blutung vorzunehmen. Nach Steinentfernung wird abschließend die Nephrotomie neuerlich verklebt.

Besteht eine zu starke Blutung – dies sollte an sich ja durch Protektion der Segmentarterien vermieden werden – aus der Nephrotomie, so ist die Fibrinklebung ohne Organischämie nicht optimal vorzunehmen, da die Fibrinkleberkomponenten vor entsprechender Clotierung vom Blutstrom weggeschwemmt werden. Wir haben in der ersten Serie unseres Krankengutes bei Korallensteinen die Operation in warmer Ischämie unter Mannit-Schutz, später in externer Hypothermie durchgeführt [8]. Um bei der Operation in Organischämie Zeit zu sparen, kann die Stabilisierungsphase einer frisch geklebten Nephrotomie in der Dauer von 3–5 Minuten für ein eventuell erforderliches intraoperatives Kontrollröntgen verwendet werden.

Wurden bei der operativen Entfernung eines Ausgußsteines eine intrasinusale Pyelotomie und mehrfache Nephrotomien durchgeführt, so legen wir einen Nephrostomiedrain zur temporären postoperativen Harnableitung ein. Die Art der Drainage variiert von Fall zu Fall. Häufig wird eine sogenannte Minimalnephrostomie in Form eines Mono-J-Drains Charr. 7 bis 9, unter Umständen aber auch eine endständige Nephrostomie mit dickem und dünnem Schenkel Charr. 16 oder 18 (Nephrostomiedrain der Firma Rüsch) verwendet. In Einzelfällen wurde auch eine Durchzugsnephrostomie angelegt. Der Nephrostomiedrain kann durchaus aus einer der bereits verklebten kleinen Nephrotomien herausgeleitet werden. Dies sollte jedoch niemals durch eine größere Nephrotomie oder eine Nephrotomie, bei welcher eine stärkere Blutung bestanden hat, geschehen. Wegen der Atembeweglichkeit der Niere könnte durch mechanische Irritation der Nephrostomiedrain eine Nachblutung auslösen. Vor Entfernen des Nephrostomiedrains werden durch antegrade Pyelographie die Abflußverhältnisse geklärt.

In einem Fall konnte der Nephrostomiekanal zur perkutanen Entfernung eines größeren Steinreliktes verwendet werden. In einem Fall haben wir kleinere Steinrelikte mittels Renacidin-Spülung aufgelöst.

5.2 Nierenteilresektion

Bei der Indikationsstellung zur Nierenteilresektion hat sich auf dem Steinsektor eine äußerst zurückhaltende Indikationsstellung durchgesetzt, so daß die Nierenteilresektion bei Nephrolithiasis nurmehr bei ausgeprägter Kelchhydronephrose berechtigt ist. Die Resektion einer tuberkulösen Kaverne ist heute wohl kaum mehr indiziert. Heminephrektomien haben vor allem in der Kinderurologie ihre klare Indikationsstellung. Die Tumorenukleation oder partielle Nephrektomie – früher nur bei Einzelnieren oder funktionellen Einzelnieren vorgenommen – steht heute, vor allem beim älteren Patienten, auch bei kontralateral gesunder Niere zur Diskussion.

Das Operationsprinzip der Fibrinklebung bei den verschiedenen Formen der Nierenteilresektion ist die Parenchymversiegelung mit Fibrinkleber und Kollagenvlies (s. unter 4.5). Wo immer möglich, sollte zusätzlich eine Abdeckung der mit Fibrinkleber und Kollagenvlies versorgten Parenchymfläche durch Aufkleben von homologem Gewebe vorgenommen werden.

Es ist entscheidend, daß vor Durchführung der Parenchymversiegelung größere spritzende Arterien, bei Operation in Ischämie im Lumen deutlich sichtbare arterielle Gefäße mit feinem Nahtmaterial gezielt umstochen werden. Größere arterielle Gefäße sind im Gegensatz zu venösen Gefäßen oder einer diffusen Parenchymblutung durch die Parenchymversiegelung mit Fibrinkleber und Kollagenvlies nicht sicher genug zu verschließen. Bei Unterlassung dieser gezielten Umstechungsligaturen könnte es zu Nachblutungen kommen (s. unter 6.2).

Die Parenchymversiegelung mit Kollagenvlies halten wir gegenüber dem bloßen Aufkleben von homologem Gewebe (s. Tableau 2a, b) hinsichtlich Hämostase für sicherer. Einmal ist bei Präparation des Kollagenvlieses mit Fibrinkleber die auf das Parenchym applizierte Fibrinklebermenge gleichmäßig gesichert, zum anderen besitzt Kollagen eine besondere Gewebsaffinität und verzahnt sich mit Hilfe des Fibrinclots in optimaler Weise mit der Resektionsfläche. Dies garantiert eine sichere Hämostase. Hingegen können bei Aufkleben von homologem Gewebe, wie zum Beispiel Capsula adiposa, durchaus Krypten zwischen der Resektionsfläche und dem zum Aufkleben verwendeten Gewebe bestehen, in welche eine Sanguinatio stattfinden kann, die fortschreitend auch größere Gewebsbezirke durch das sich ausbildende Hämatom von der Resektionsfläche abheben kann.

Wo immer möglich, sollte jedoch eine Abdeckung der mit Fibrinkleber und Kollagenvlies versiegelten Resektionsfläche *zusätzlich* mit homologem Gewebe erfolgen, um einerseits einen erwünschten Tamponadeeffekt zu erzielen und andererseits einer eventuellen Harnfistelung von der Resektionsfläche vorzubeugen (s. unter 6.2). Falls der Nierenhohlraum durch die Parenchymresektion eröffnet wurde, wird dieser vor der Parenchymversiegelung mit fortlaufender, resorbierbarer Naht verschlossen.

Wurde der Nierenhohlraum in größerem Ausmaß eröffnet, so halten wir eine temporäre Harndrainage über einen Nephrostomiedrain für günstig. Besteht bei der antegraden Pyelographie noch ein pararenaler Kontrastaustritt, so wird die Nephrostomie zunächst belassen und unter Umständen der Patient auch mit liegendem Nephrostomiedrain nach Hause entlassen.

Kommt es ohne temporäre Harndrainage zum Auftreten einer Harnfistelung, so hat dies die Konsequenz einer sekundären temporären Harnableitung, zum Beispiel mittels perkutaner Nephrostomie, eventuell auch mittels Ureterschienung.

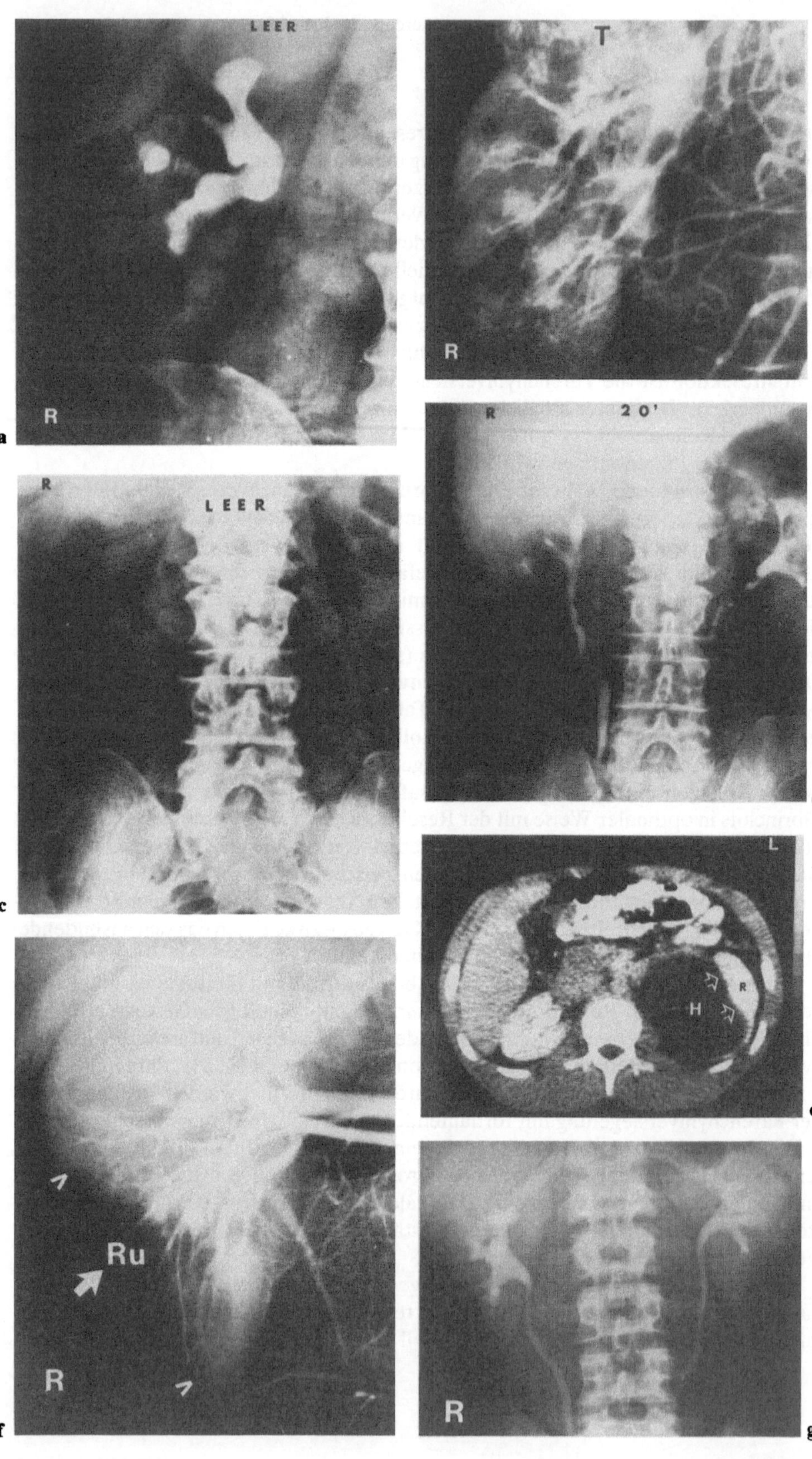
LEER
R
a
T
R
b
R
LEER
c
R
20'
d
L
H
R
e
Ru
R
f
R
g

5.2.1 Nierenteilresektion bei Nephrolithiasis

In der letzten Fünfjahresperiode haben wir keine Nierenteilresektion bei dieser Indikation durchgeführt und somit auch die seinerzeit propagierte Technik der Parenchymresektion mit der unterteilten renalen Massenligatur nach KIM nicht mehr angewandt [5, 10, 11].

5.2.2 Heminephrektomie (Tableau 2e, Tableau 3h)

In der Mehrzahl der Fälle wird die Operation nach selektiver Ligatur der den zu entfernenden Anteil der Doppelniere versorgenden Nierengefäße ohne Organischämie vorgenommen. Bei Säuglingen und Kleinkindern wird fallweise, um jeglichen Blutverlust zu vermeiden, in Fällen, wo keine doppelte Gefäßanlage besteht, der Hauptstamm der Nierenarterie mit einem Mikro-Gefäßclip abgeklemmt und die Parenchymresektion und Fibrinklebung in kurz dauernder warmer Ischämie unter Mannitschutz, in Einzelfällen auch mit externer Hypothermie durchgeführt.

5.2.3 Tumorenukleation und partielle Nephrektomie (Abb. 1, Tableau 3a–d, Tableau 2a–d, Tableau 4c–e)

Entgegen der Technik anderer Autoren führen wir die Tumorresektion außerhalb der sogenannten Pseudokapsel stumpf dissezierend mit Elevatorien durch. Die Operation wird in Ischämie mit externer Hypothermie vorgenommen, um intraoperativ das Gewebe makroskopisch beurteilen zu können. Durch die Dissektion mit Elevatorien können größere arterielle Gefäße identifiziert, mit Klemmen gefaßt und mit feiner Naht gezielt umstochen werden. Wir vertreten die Meinung, daß die Enukleation in der Schichte der sogenannten Pseudokapsel fallweise doch die Gefahr der Läsion derselben und damit des Austretens von Tumorgewebe in das Operationsgebiet zur Folge haben könnte. Bei der Resektion kleiner Tumoren (pT 1) wird der Nierenhohlraum in der Mehrzahl der Fälle nicht eröffnet. Nach Resektion größerer Tumoren, zum Beispiel in funktionellen Einzelnieren, ist die exakte Naht des Nierenhohlraumsystems erforderlich. Die Versiegelung der Parenchymfläche erfolgt mit Fibrinkleber und Kollagenvlies. Der durch Tumorresektion entstandene Parenchymdefekt wird

---

Tableau 2a-d. Kompletter Ausgußstein der rechten Niere mit zusätzlichem Nierenzellkarzinom am oberen Pol. Aufnahmen präoperativ: **a** Leer: kompletter Ausgußstein rechts. **b** Angiographie: vaskularisierter Nierentumor (T) im Bereiche des rechten Oberpoles. **c** Leeraufnahme. **d** Kontrollurogramm Aufnahmen 3 Monate postoperativ: Die Niere ist steinfrei und zeigt eine gute Ausscheidungsfunktion

Tableau 2e. Kontrast-Computertomographie des Retroperitoneums: Die Hydronephrose des oberen Anteils (H) verdrängt den unteren Anteil (R) nach lateral

Tableau 2f-h. Nierenruptur bei einem 17jährigen Patienten nach Schiunfall. Aufnahme präoperativ **f** Übersichtsaortographie, Parenchymphase: der untere Nierenpol ist durch eine tiefe Ruptur (Ru) nach unten aufgeklappt, jedoch noch gut vaskularisiert; die Dislokationsstellen an der lateralen Konvexität sind mit (v) markiert. **g** Kontrollurogramm 6 Wochen postoperativ: gute Ausscheidung der rupturierten rechten Niere, kein pathologischer Befund am Nierenhohlraumsystem

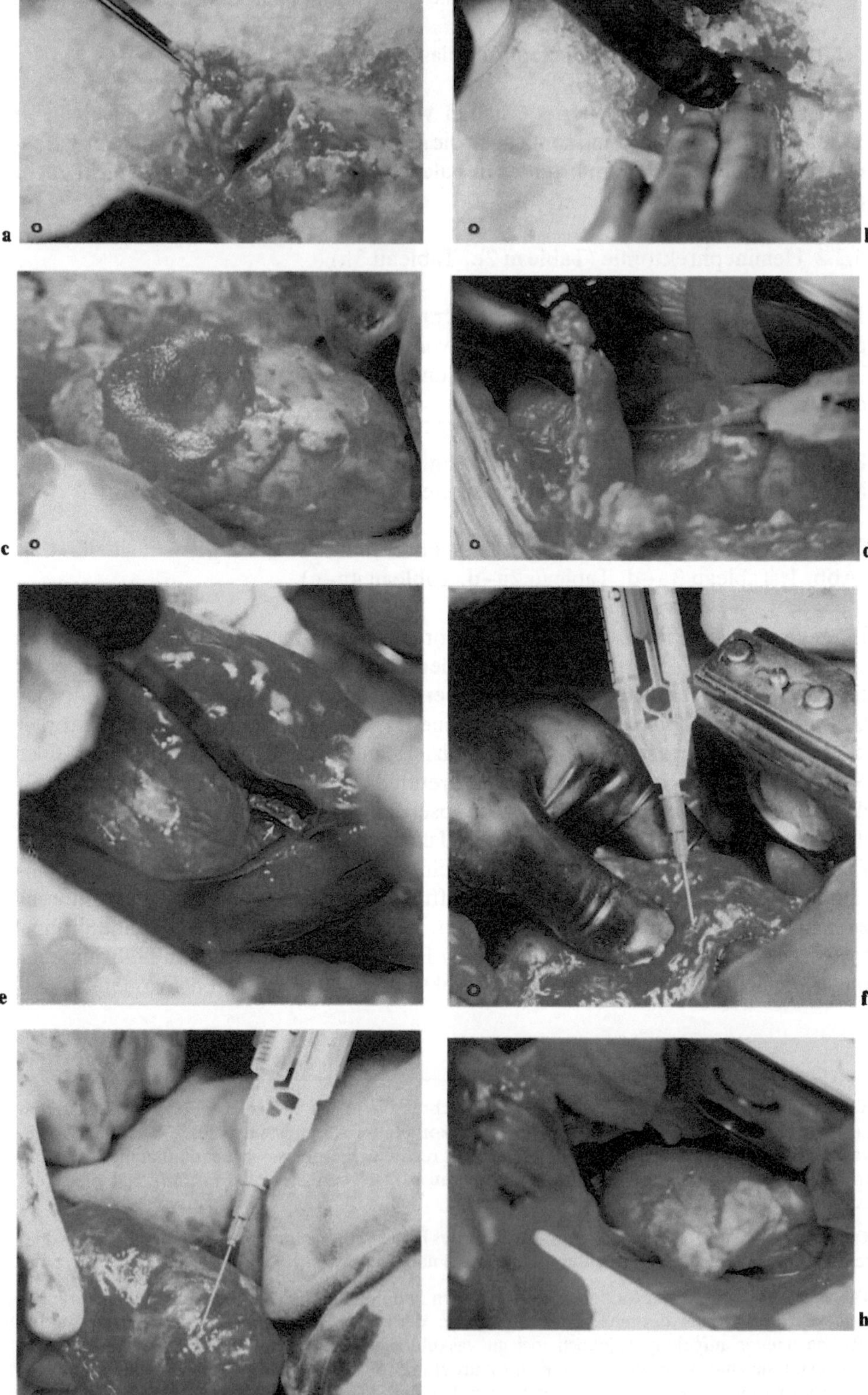

a
b
c
d
e
f
g
h

durch zusätzliches Einkleben von Capsula adiposa – ein entsprechender gestielter Lappen wird dazu präpariert – ausgefüllt. Bei größeren planen Resektionsflächen wird ein gestielter Lappen aus der Capsula adiposa aufgeklebt.

Bei einer Patientin mit funktioneller Einzelniere rechts führten wir die Resektion eines großen Nierentumors im Bereiche der unteren Nierenhälfte in arterieller Perfusionskühlung durch. Diese wurde nach einer eigenen Modifikation der bekannten transfemoralen Perfusionstechnik vorgenommen. Bei transperitonealem Zugang wurde nach durchgeführter Lymphadenektomie erst intraoperativ, durch direkte Punktion der freigelegten Aorta, der Swan-Ganz-Perfusionskatheter eingeführt. Diese Modifikation erleichtert die Technik der transarteriellen Perfusionskühlung gegenüber der präoperativen transfemoralen Kanülierung [8] wesentlich.

Für die Operation in transarterieller Perfusionskühlung lassen sich verschiedene Argumente anführen: rasches Erreichen der gewünschten Kerntemperatur von +20°C; keine Kälteschäden der Nierenrinde; Auffinden größerer arterieller Gefäße durch auslaufendes Perfundat an der Nierenresektionsfläche. Es wird jedoch diskutiert, ob durch die Perfusion eine intraoperative intravasale Tumorzellaussaat erfolgen könnte.

Wurde, wie in dem oben angeführten Fall, transperitoeneal operiert, so bietet sich zum Aufkleben auf die Resektionsfläche ein gestielter Lappen aus dem großen Netz an, zumal bei größeren Tumoren die Fettkapsel über dem Tumor grundsätzlich im Sinne einer erweiterten Radikalität mitreseziert werden sollte.

5.3 *Nierentrauma* (Tableau 2f, g und Tableau 4 f–h)

Besondere Vorteile bietet die Anwendung des Fibrinklebers bei der operativen Versorgung von Nierentraumen. Eine zufriedenstellende Hämostase ist bei diesen oft polytraumatisierten Patienten mit konventionellen Techniken oft schwer möglich, was unter Umständen den Entschluß zu einer an sich nicht notwendigen Nephrektomie begünstigt.

Bei Verdacht auf zusätzliches Abdominaltrauma wird die Operation transperitoneal, bei isoliertem Nierentrauma retroperitoneal von einem Intercostalschnitt durchgeführt. Grundsätzlich wird vor Eröffnung der Gerota-Faszie und vor Ausräumung des oft mächtigen retroperitonealen Hämatoms der renale Gefäßstiel darge-

---

Tableau 3a-d. Tumorresektion bei Nierenzellkarzinom (T1, NO, MO, G1). **a** Operationssitus: Tumorresektion in externer Hypothermie außerhalb der sogenannten Pseudokapsel des Tumors; im Bereiche des Resektionsgrundes wird ein größeres arterielles Gefäß gezielt umstochen. **b** Das mit Fibrinkleber präparierte Kollagenvlies wird in den Parenchymdefekt einmodelliert. **c** Die Ischämie ist beendet. Das Kollagenvlies haftet gut am Parenchym. Es besteht eine optimale Hämostase. **d** Ein vorher präparierter Lappen aus der Capsula adiposa wird in den Parenchymdefekt eingeklebt

Tableau 3e-g. Operation eines Korallensteines. **e** Operationssitus: In der Nephrotomie ist der Ausgußstein der oberen Kelchgruppe (Pfeil, Symbol) zu sehen. **f** Applikation des Fibrinklebers mit der Duplojekt-Spritze und anschließende manuelle Adaptation der Parenchymwunde durch 3–5 min. **g** Die Nephrotomie ist verklebt

Tableau 3h. Heminephrektomie, Ureterektomie, Ureterocelenresektion, antirefluxive Harnleiter-Neuimplantation bei Hydronephrose des oberen Anteiles einer Doppelniere links mit Megaureter und Ureterocele. Operationssitus nach Heminephrektomie und Versiegelung der Resektionsfläche mit Kollagenvlies und Fibrinkleber Ansicht von lateral

stellt und mit einem Vessel-loop angeschlungen. Bei starker Parenchymblutung kann der Nierenstiel geklemmt und die Operation in externer Hypothermie vorgenommen werden.

Die atraumatische Verklebung selbst größerer Rupturen läßt sich gut bewerkstelligen. Sofern möglich, wird über der verklebten Ruptur die Capsula fibrosa zusätzlich mit fortlaufender Naht oder Einzelknopfnähten verschlossen (Tableau 4h). Vielfach ist dies jedoch nicht möglich. In solchen Fällen erfolgt eine zusätzliche Überklebung der versorgten Ruptur mit Kollagenvlies oder einem freien Gewebepatch aus der an anderer Stelle der Niere entnommenen Capsula fibrosa bzw. Gerota-Faszie.

Stärker traumatisierte Parenchymteile werden reseziert und die Parenchymflächen durch Aufkleben von Kollagenvlies versiegelt. Auch dabei soll nach Möglichkeit eine zusätzliche Deckung mit Capsula adiposa erfolgen. War durch die Ruptur der Nierenhohlraum eröffnet, so halten wir eine temporäre renale Harndrainage für notwendig. Diese sollte erst nach Klärung der Abflußverhältnisse über antregrade Pyelographie entfernt werden.

6. Krankengut

An der Urologischen Abteilung Klagenfurt verwenden wir den Fibrinkleber seit 1975. Es wurden 293 Operationen mit Fibrinklebung durchgeführt. Tabelle 1 gibt eine Übersicht über unsere Indikationen. Mit 175 Fällen sind Nierenparenchymoperationen die wichtigste Indikation zur Anwendung des Fibrinklebers.

6.1 Indikationen der Nierenparenchymchirurgie mit Fibrinklebung

Die Indikationen innerhalb der Nierenparenchymchirurgie sind in Tabelle 2 aufgeschlüsselt.

Tableau 4a, b. Operation eines Nierenbecken-Kelchausgußsteines. **a** Operationssitus: Radiäre Nephrotomie ohne Organischämie zur Entfernung des Ausgußsteines der unteren Kelchgruppe, Operationssitus nach Steinentfernung. **b** Die Parenchymwunde ist mit Fibrinkleber verschlossen

Tableau 4c-e. Operation eines kompletten Ausgußsteines der rechten Niere (Status post operativer Entfernung eines kompletten Ausgußsteines der linken Niere) mit zusätzlichem Nierenzellkarzinom am oberen Pol. Entfernung des unteren Anteils des Ausgußsteines durch intrasinusale Pyelotomie und eine radiäre dorsale Nephrotomie; Entfernung des oberen Anteils des Ausgußsteines vom eröffneten Hohlraum nach Resektion des tumortragenden Oberpols. **c** Operationssitus: Amputation des tumortragenden Oberpols in externer Hypothermie. **d** Ein Lappen aus der Capsula adiposa wird auf den Oberpol aufgeklebt. **e** Operationssitus nach Aufkleben des Capsula adiposa-Lappens und nach Beendigung der Ischämie; es besteht keine Blutung

Tableau 4f-h. Operation einer Nierenruptur bei einem 17jährigen Patienten nach Schiunfall. **f** Operationssitus nach Entfernung des perirenalen Hämatoms und Legen der Durchzugsnephrostomie (N); der Operationssauger (S) befindet sich in dem tiefen Rupturspalt. **g** Aufbringen des Fibrinklebers (FK) und anschließende digitale Adaptation durch 5 min. **h** Verschluß der Capsula fibrosa über der verklebten Ruptur mit fortlaufender Naht. Die Rupturlinie ist mit Pfeilen markiert

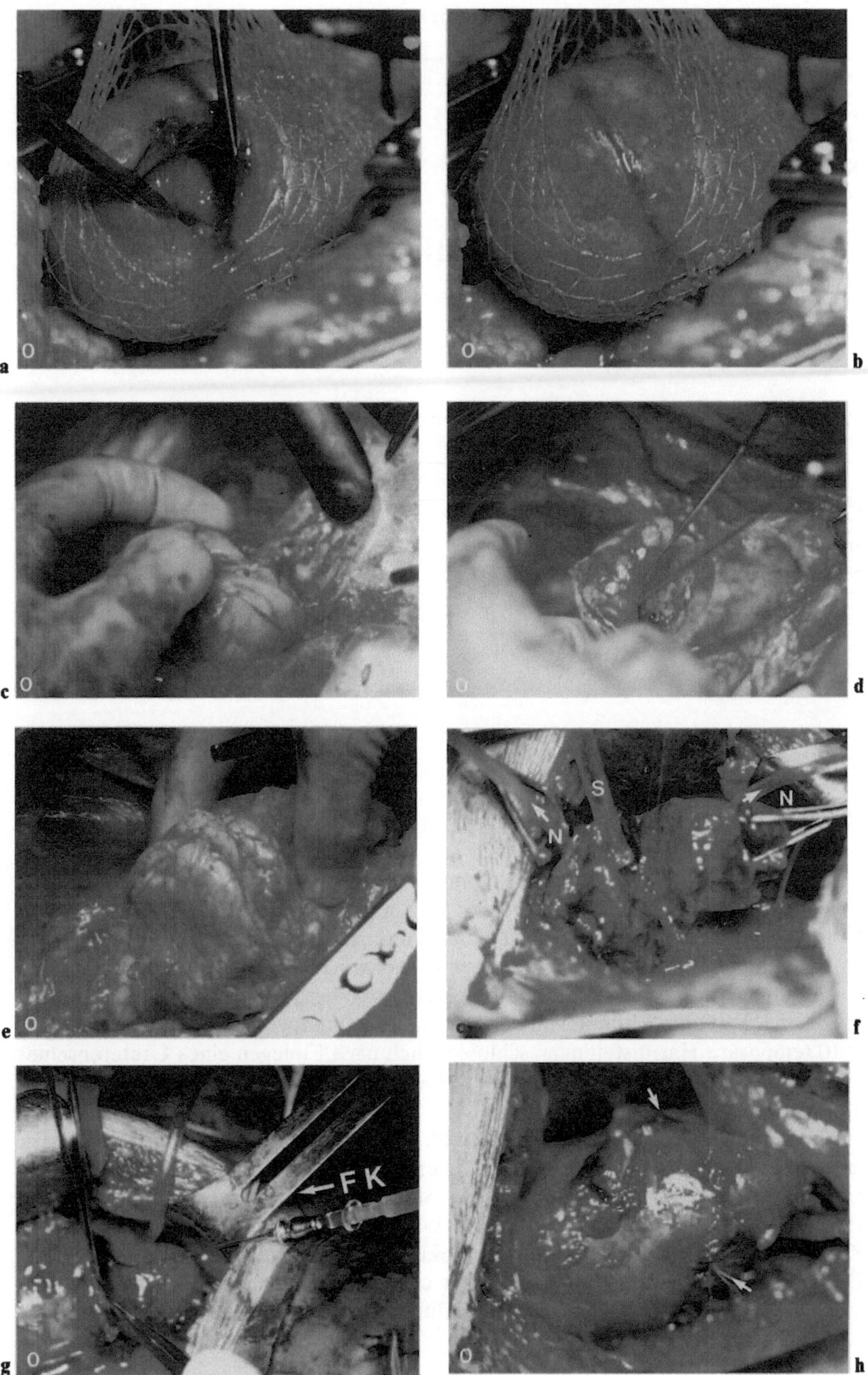
a
b
c
d
N
S
N
e
f
FK
g
h

Tabelle 1. Indikationen zu 293 Operationen mit Fibrinklebung (Urologie Klagenfurt 1975 – September 1984)

Nierenparenchymoperationen	175
Klebung an anderen parenchym. Organen (Nebenniere, Leber, Milz, Pankreas)	29
Komb. Nahtklebeverfahren (Nierenbeckenplastik, vesiko-vag. Fistel etc.)	33
Lokale Hämostase (Beckenbodenvenen nach Cystektomie, Prostatektomie, Corp. cavernosum etc.)	36
Embolisierung Arteria renalis (bei Nierentumor)	20

Tabelle 2. 175 Nierenparenchymoperationen mit Fibrinklebung (Urologie Klagenfurt 1975 – September 1984)

	Patienten
Nephrotomie (n = 144)	67
Heminephrektomie	20
Nierenteilresektion	56
Nierentrauma	32

6.2 Komplikationen

Bei den 175 mit Fibrinklebung durchgeführten Nierenparenchymoperationen hatten wir folgende Komplikationen:

Eine Patientin kam nach Nephrotomie an einer Pulmonalembolie ad exitum. Zweimal mußte eine operative Revision wegen Nachblutung durchgeführt werden. Es handelte sich in dem einen Fall um eine Tumorresektion, in dem zweiten Fall um eine Heminephrektomie (s. Tableau 2e und Tableau 3h). Während im ersten Fall die Nachblutung von der Resektionsfläche ihren Ausgangspunkt genommen hatte, war im zweiten Fall eine Blutung von der Nebenniere verantwortlich.

10 temporäre Harnfistelungen schlossen sich nach Einlegen eines Ureterenschienungskatheters, bzw. fallweise nach perkutaner Nephrostomie (s. Tableau 2f, g und Tableau 4 f–h) spontan.

2 Nieren mußten in der postoperativen Phase sekundär nephrektomiert werden; in einem Fall handelte es sich um eine abszedierende Pyelonephritis, im zweiten Fall um eine ischämische Parenchymnekrose bei Status post operativer Entfernung eines Harnleitersteines und Kelchausgußsteines bei primär infizierter Niere mit septischem Zustandsbild. In einem Fall mußte die Sekundärnephrektomie drei Jahre nach der Operation wegen eines Steinrezidivs bei chronisch pyelonephritischer Schrumpfniere, in einem zweiten Fall wegen Ausbildung einer Schrumpfniere nach Nierenruptur durchgeführt werden.

6.3 Resultate

In 146 Fällen ergab das Kontrollurogramm eine gute Funktion der operierten Niere bei Steinfreiheit. Bei einem kleinen Teil der Patienten ist die Kontrolle derzeit noch ausständig. Die Befürchtung, Reste von Fibrinkleber im Nierenhohlraumsystem könnten die Matrix für ein Steinfrührezidiv abgeben, ist an unserem Krankengut nicht eingetreten. Es kam zu keinem einzigen Steinfrührezidiv.

Von den 12 durchgeführten Tumorresektionen ist eine Patientin an allgemeiner Tumorprogression verstorben. Bei den anderen Patienten ist bisher ein lokales Rezidiv oder eine Fernmetastasierung nicht aufgetreten.

Wir danken Herrn Primarius Dr. Helge Haselbach, Vorstand des Zentralröntgeninstitutes des Landeskrankenhauses Klagenfurt für die Bereitstellung der Röntgenaufnahmen

Literatur

1. Braun F, Henning K, Holle J, Kovac W, Rauchenwald K, Urlesberger H, Spängler HP (1977) Erfahrungen mit einem biologischen Klebesystem (Fibrin) bei der Versorgung von Nierenparenchymwunden. Zbl Chir 102: 1235–1246
2. Henning K, Rauchenwald K, Urlesberger H (1977) Anwendung eines Fibrinklebers in der Nierentraumatologie. Helv Chir Acta 44: 329–332
3. Henning K, Pflüger H, Rauchenwald K, Urlesberger H (1980) Klinische Erfahrungen mit Fibrinkonzentrat in der Nierenparenchymchirurgie. Helv Chir Acta 47: 297–302
4. Henning K, Urlesberger H, Rauchenwald K (1982) Fibrinklebung bei Nierenrupturen. In: Cotta H, Braun A (Hrsg). Fibrinkleber in Orthopädie und Traumatologie. Thieme, Stuttgart New York, S 243–246
5. Henning K, Urlesberger H (1983). In: Spängler P, Braun F (Hrsg). Fibrinklebung in der operativen Medizin. Weinheim; Deerfield Beach, Florida; Basel: Edition Medizin, S 45–71
6. Henning K, Urlesberger H (1984) Nierenparenchymoperationen mit Fibrinklebung. In: Scheele J (Hrsg). Fibrinklebung. Springer-Verlag Berlin Heidelberg New York Tokyo, S 100–107
7. Henning K, Urlesberger H (1984) Plastisch-rekonstruktive Operationen mit Fibrinkleber. In: Scheele J (Hrsg). Fibrinklebung. Springer-Verlag Berlin Heidelberg New York Tokyo, S 108–111
8. Marberger M (1978) Ischämie und regionale Hypothermie bei Operationen am Nierenparenchym. In: Fortschritte der Urologie u. Nephrologie, Bd 10. Steinkopff, Darmstadt
9. Pflüger H, Stackl W, Kerjaschki D, Weissel M (1981) Partial rat kidney resection using autologous fibrinogen thrombin adhesive system. Urol Res 9: 105–110
10. Rauchenwald K, Henning K, Urlesberger H (1973) Nierenresektion – Operationstechnik und Spätergebnisse. Akt Urol 6: 169
11. Rauchenwald K, Urlesberger H, Henning K, Braun F, Spängler HP, Holle J (1976) Anwendung eines Fibrinklebers bei Operationen am Nierenparenchym. Akt Urol 7: 209–215
12. Rauchenwald K, Henning K, Urlesberger H (1977) Humanfibrinklebung bei Nephrotomie. Helv Chir Acta 45: 283–286
13. Rauchenwald K, Henning K, Urlesberger H (1980) Erfahrungen mit der Humanfibrinklebung bei Operationen am Nierenparenchym. In: Schimpf K (Hrsg) Separatum aus Fibrinogen, Fibrin und Fibrinkleber. Schattauer, Stuttgart New York, S 267–268
14. Riedmiller H, Thüroff J, Alken P, Hutschenreiter G, Hohenfellner R (1981) Gefäß- und Steinlokalisation durch Ultraschall – das Ende von Ischaemie und Kühlung in der Nierensteinchirurgie? Akt Urol 12: 210–215
15. Scheele J (1982) Wundversorgung an parenchymatösen Oberbauchorganen mit Fibrinkleber und Kollagenvlies. In: Cotta H, Braun A (Hrsg) Fibrinkleber in Orthopädie und Traumatologie. Thieme, Stuttgart New York, S 232–242

16. Scheele J (1984) Fibrinklebung. Springer-Verlag Berlin Heidelberg New York Tokyo
17. Spängler HP, Braun F (1984) Fibrinklebung in der operativen Medizin. Edition Medizin, Weinheim; Deerfield Beach, Florida; Basel, S 36–39
18. Stadie G, Schneider HJ, Brundig P (1981) Die Anwendung freier Peritoneallappen bei Operationen am Nierenbecken und Harnleiter. Der Urologe A: 246–249
19. Stanek G, Bösch P, Weber P (1980) Über die Keimvermehrung in einem Fibrin-Klebesystem im Vergleich zu Blut und das Lyseverhalten mit und ohne Faktor XIII. In: Schimpf K (Hrsg) Separatum aus Fibrinogen, Fibrin und Fibrinkleber. Schattauer, Stuttgart New York, S 239–241
20. Urlesberger H, Rauchenwald K, Henning K (1979) Fibrin adhesives in surgery of the renal parenchyma. Europ Urol 5: 260–261
21. Urlesberger H, Henning K, Rauchenwald K (1981) Fibrinklebung in der Urologie. Scientific Workshop 1981. Sympos.: Anwendung des Fibrinklebers in operativen Fächern. Graz

Die operative Versorgung bei Nierenparenchymresektion – eine vergleichende Studie

K. Jarrar, C. F. Rothauge

In der Nierenparenchymchirurgie sind nahttechnische Details von der Art des operativen Vorgehens abhängig. Das Ziel einer optimalen Operationstechnik muß es sein, bei sicherer Blutstillung den Funktionsverlust so gering wie möglich zu halten. An diesen Kriterien müssen alle Operationsmethoden gemessen werden. Die konventionelle Maßnahme der Wahl stellt in der Klinik die Nahtversorgung dar. Sie ist weltweit als bewährte Methode anerkannt, dabei aber noch immer mit einer Reihe von Nachteilen, Komplikationen und Gefahren belastet. Sinner [6] weist darauf hin, daß noch immer nach parenchymerhaltenden Eingriffen Nieren an Nahtmaterial-bedingten chronisch-entzündlichen Schrumpfungen zugrunde gehen. Chronischer Aufstau, Infektionen, Steinrezidiv und Parenchymuntergang auf Druck hin oder auf pyelonephritischer Grundlage sind zwangsläufige Folgen. Die renale Hypertonie kann den Schlußstein bilden. Dem Kliniker sind solche Beobachtungen leider bekannt.

Aus diesem Grunde versucht man immer wieder „nahtlos" zu operieren.

Die verschiedenen Klebeverfahren allein erscheinen uns allerdings bei der Nierenparenchymresektion nicht sicher genug.

Eine ideale Kombination zwischen sicherer Blutstillung und geringerem Parenchymverlust bietet das seit 1979 an unserer Klinik angewandte Verfahren bei der Nierenparenchymresektion (Abb. 1–5). Der Unterschied zum konventionellen Vorgehen (Stielabklemmung und Versorgung der Resektionsfläche mit zweischichtig ineinanderverzahnten U-Nähten) liegt in Beschränkung auf drei adaptierende, relativ oberflächliche Parenchymnähte. Zur Blutstillung setzen wir den Infrarotkoagulator ein, dessen Prinzip von Nöske [2] tierexperimentell entwickelt wurde. Es erzielt seine Wirkung aufgrund elektromagnetischer Strahlenenergie. Inzwischen ist das Gerät mit dem Namen Micor von Naht für die Klinik weiter entwickelt worden. Diese Blutstillung am ruhenden parenchymatösen Organ erscheint uns gegenüber anderen Verfahren vorteilhaft. Es entfallen zusätzliche Gewebeirritationen, wenn man schon die notwendige, häufig brüske Mobilisation der Niere aus ihrer schützenden Umgebung und die Stielabklemmung in Kauf nehmen muß. Dank eines Gasstrahlgebläses, wodurch eine optimale Bluttrockenheit am Einwirkort erreicht wird, werden auch die Nierenstielabklemmzeit und Einwirkdauer des Micors verkürzt.

Die Abb. 2 soll den Einsatz des Micors veranschaulichen, wobei die kreisförmigen Areale so gesetzt werden, daß sie wie die olympischen Ringe ineinander übergreifen. Eröffnete Gefäße mit einem Lumen über 1,5 mm ∅ werden durch bipolare Koagulation gezielt verschlossen oder umstochen. Eine weitere Sicherheit erfahren wir schließlich durch den Einsatz des Fibrinklebers Tissucol.

Fibrinklebung in der Urologie
Hrsg. von H. Melchior

Nach Verschluß des Nierenbeckenkelchsystems durch eine fortlaufende atraumatische Catgutnaht (Abb. 3) werden 3 Matratzennähte so angelegt, daß sie nach Aufbringen des Fibrinklebers Tissucol die Parenchymränder unter Mitfassen der Capsula fibrosa aufeinander adaptieren (Abb. 4 u. 5), d.h. bevor die angelegten Nähte zugezogen bzw. geknotet werden, wird Tissucol in die keilförmige Resektionsfläche aufgebracht. Als Ischämieschutz erhält der Patient vor der Kompression der Niere 3 Ampullen Persantin. Wir konnten seit der Anwendung des Fibrinklebers die Zahl der Nähte reduzieren, was sich vorteilhaft auf die Nierenfunktion ausgewirkt hat.

Im Folgenden wird die Nierenfunktion vor und nach Polresektion bei 9 Patienten, die nach dem o. g. Verfahren operiert wurden (Tabelle 1), gezeigt und den Ergebnissen eines Vergleichskollektivs gegenübergestellt (Tabelle 2), die nach der konventionellen Methode operiert wurden.

Tabelle 1. Polresektion mit Fibrinkleber (Tissucol)

	Hippuran-Norm-Clearance der operierten Niere in ml/min./1,73 m²	
	präoperativ	postoperativ
M.S.	155	100
B.J.	130	130
N.E.	160	210
N.	320	320 (Einzelniere)
L.X.	175	220
H.F.	90	80
L.I.	220	160
W.W.	95	120
R.W.	195	190
L.A.	250	220

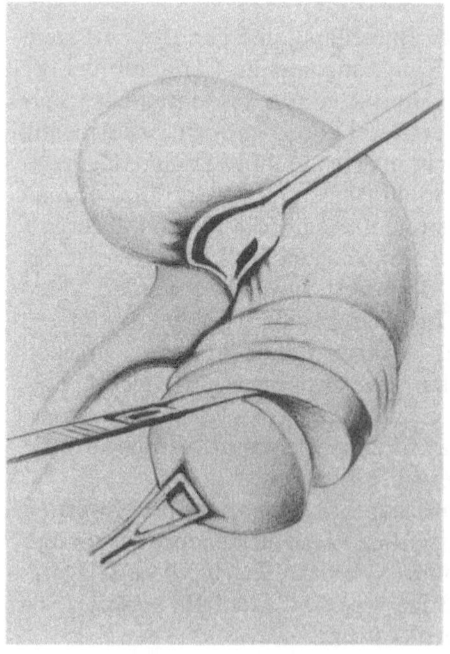

Abb. 1

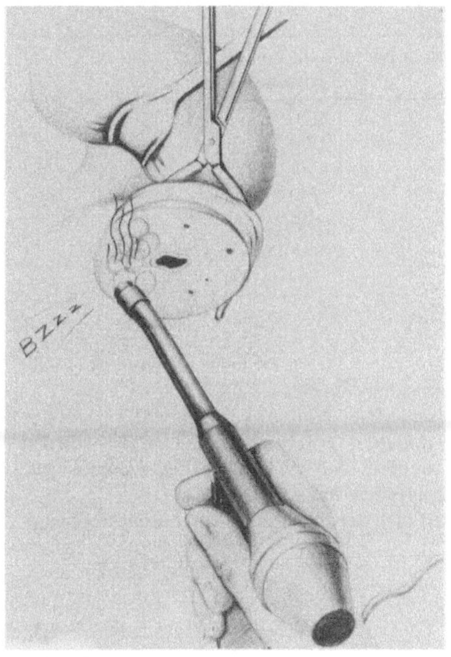

Abb. 2

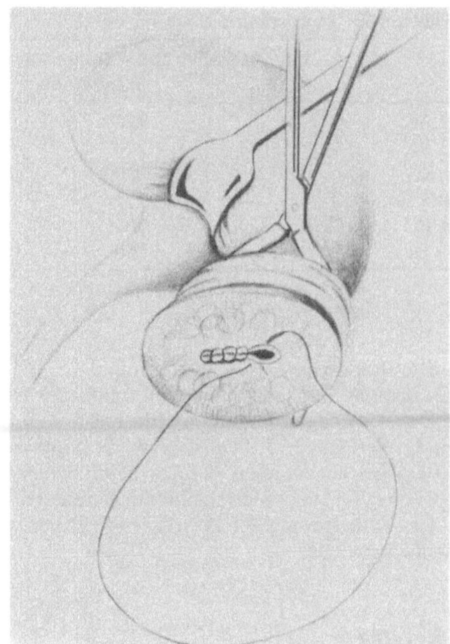

Abb. 3

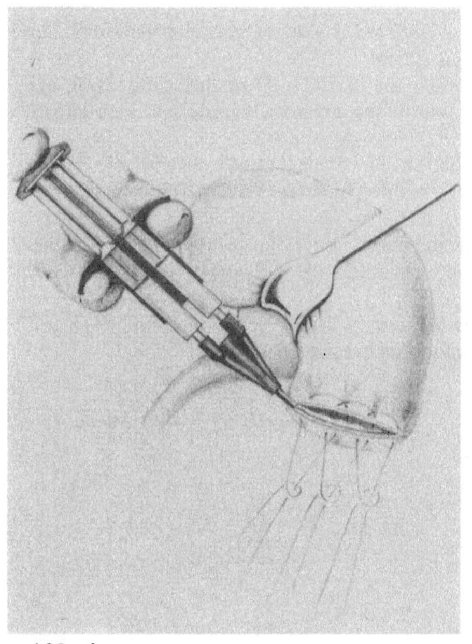

Abb. 4

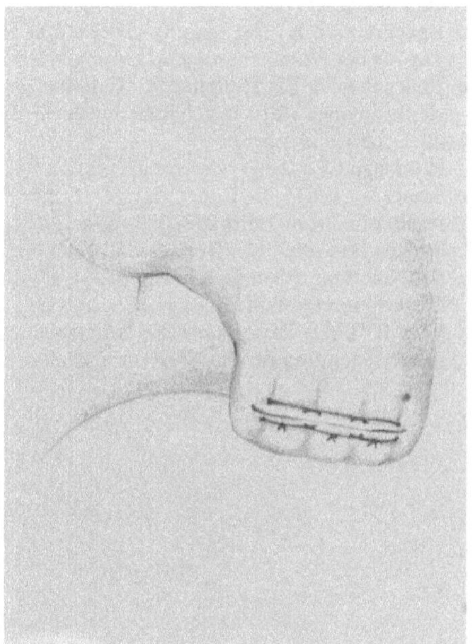

Abb. 5

Abb. 1–5. Verfahren bei der Nierenparenchymresektion in der Urologischen Klinik der Justus-Liebig-Universität Gießen

Tabelle 2. Polresektion ohne Fibrinkleber

	Hippuran-Norm-Clearance der operierten Niere in ml/min./1,73 m² präoperativ	postoperativ
H.W.	200	120
C.W.	240	170
S.K.	190	110
Sch.F.	171	60
E.P.	160	50
A.E.	150	130

Die statistische Auswertung erfolgte freundlicherweise durch Herrn Prof. Dr. J. Dudeck, Leiter des Instituts für Medizinische Informatik der Universitätsklinik Gießen.

Dabei wurde der Funktionsverlust nach dem U-Test von Mann-Whitney verglichen. Es ergibt sich ein U-Wert von 2,97. Danach kann die Nullhypothese mit einer Irrtumswahrscheinlichkeit von $p < 0{,}01$ abgelehnt werden, d.h. es kann angenommen werden, daß die von uns entwickelte neue operative Technik einen signifikant geringeren Funktionsverlust mit sich bringt.

Die Verbesserung der Clearance in 3 Fällen war eine Folge der Entfernung von harnabflußbehindernden Steinen.

Literatur

1. Baumbusch F (1964) Die Nierenfunktion nach Parenchymresektion. Fortschritte Med 82, 115–120
2. Nöske HD (1975) Die Nierenparenchymresektion – Entwicklung, Technik, Probleme. Münch med Wschr 117, 817
3. Rauchenwald K, Henning K, Urlesberger H (10.6.–11.6.1977) Vortrag gehalten anläßlich der Tagung der Norditalienischen Urologenvereinigung in Triest
4. Rauchenwald K, Henning K, Urlesberger H (20.10.–22.10.1977) Humanfibrinklebung bei Nephrotomie. Vortrag gehalten an der 33. Jahresversammlung der Schweizerischen Gesellschaft für Urologie in Lugano
5. Rothauge CF (1980) Nierenteilresektion bei Einzelnieren. Helv chir Acta 47, 305
6. Sinner W (1963) Die Bedeutung von Nahtmaterial und Nahttechnik für das Ergebnis von Nierenresektion. Bruns Beitr 207, 329–354
7. Tuchen HJ (1969) Die Beeinflussung der Nierenfunktion durch Dipyridamol (Persantin), Xanthinol-Nokitinat (Complamin) und 2,4,6-Trimorpholinopyrimido (5, 4-d)-pyrimidin (RA 433). Dissertation Gießen
8. Voss R (1969) Experimentelle Untersuchungen des Stoffwechsels der ischaemischen Niere und seine Bedeutung für die Nierentransplantation. Habilitationsschrift Gießen

Nierentransplantatruptur

P. Hanke, M. Knöner, R. Bickeböller, G. Brox, W. Weber

Die spontane Nierenruptur wurde erstmalig 1616 von Ballonius (Zit. Hiritage, 1934 [24]) erwähnt und 1856 von Wunderlich [56] ausführlich beschrieben – bisher sind etwa 350 Fälle publiziert [54].

Die spontane Nierentransplantatruptur stellt im Rahmen der Transplantationschirurgie eine nicht häufige, jedoch sowohl für den Patienten als auch für das Transplantat eine immer bedrohliche Komplikation dar. Bei der Auswertung der uns zur Verfügung stehenden Literatur (Tabelle 1) haben wir bei einer Zahl von 8458 beobachteten Nierentransplantatempfängern 312 dokumentierte spontane Rupturen gefunden, was einer Inzidenz von 3,7% entspricht. In unserem eigenen Krankengut fanden wir bei 290 Transplantationen die Ruptur in 4 Fällen, das entspricht einem Anteil von 1,4%.

Die Genese der Nierentransplantatruptur ist auch heute noch nicht zweifelsfrei schlüssig bewiesen. Konservierungsverfahren [7,14,32], Lagerungszeit [10,32, 33,51], Heparin [3,25,28,32,33,34,40,41,43,51], Biopsien [27,32,36,37,40,44,51], werden als Ursache diskutiert, spielen nach den bisher vorliegenden Ergebnissen im Rahmen dieses offenbar multifaktoriellen Geschehens eine lediglich prädisponierende Rolle (Abb. 1). Bisher ebenfalls unbewiesen blieb die Theorie des gestörten Lymphabflusses aus der Transplantatniere [18] und die der Thrombose der V. renalis [35].

Die Aufschlüsselung der die Ruptur begleitenden Umstände liefert jedoch zweifelsfreie Beziehungen zur Transplantatabstoßung mit konsekutiver Funktionsverschlechterung [2,4,7,9,10,12,13,17,18,19,21,25,32,33,36,38,40,41,43,50,51]. Wir haben in der Literatur bei 185 Rupturen histologische Angaben gefunden. Demnach lag in 152 Fällen (82,1%) gleichzeitig eine Abstoßung vor. Einen weiteren Hinweis liefert die Tatsache, daß bei der Verwandtentransplantation, die naturgemäß eine wesentlich bessere immunologische Kompatibilität zwischen Spenderorgan und Empfänger aufweist, die Ruptur wesentlich seltener beobachtet wird. Dieses Ereignis wurde nur in 18 Fällen beobachtet [4,7,13,15,25,32,33].

Die Nierentransplantatruptur ist eine Komplikation der unmittelbaren postoperativen Phase. 80% aller Rupturen treten in den ersten 2 Wochen auf, wobei der Häufigkeitsgipfel um den 6.–8. Tag liegt [8,12,17,25]. Spätere Rupturen sind selten [15,20,32,36,52]; das längste beschriebene Intervall beträgt 4 Jahre [2].

Die klinischen Symptome des akut und heftig einsetzenden, manchmal auch letal endenden [27] Krankheitsbildes werden geprägt durch die Entwicklung eines akuten Abdomens bei Blutung (Tabelle 2).

Fibrinklebung in der Urologie
Hrsg. von H. Melchior

Tabelle 1

Autor	Jahr	Literatur	nTx	Rupturen	%
Murray et al	1968	[37]	110	4	3,6
Salaman et al	1969	[44]	74	3	4,0
Lord et al	1970	[32]	157	1	0,6
Flanigan et al	1971	[16]	46	2	4,3
Haimov et al	1971	[22]	30	1	3,3
Minale et al	1972	[35]	100	7	7,0
Ghose et al	1973	[17]	71	6	8,5
Lord et al	1973	[33]	280	1	0,3
Poisson et al	1973	[40]	180	7	3,9
Fieldborg, Kim	1974	[15]	200	7	3,5
Kootstra et al	1974	[28]	39	2	5,1
Brymger et al	1976	[8]	705	19	2,7
Dostal et al	1976	[12]	95	6	6,3
Van Cangh et al	1977	[10]	325	9	2,8
Homan et al	1977	[26]	246	21	8,5
Lindström et al	1977	[31]	500	21	4,2
Schulz et al	1977	[47]	53	2	3,7
Crosnier	1977	[11]	316	13	4,1
Brekke et al	1978	[7]	448	16	3,6
Montes et al	1978	[36]	419	13	3,1
Stummvoll et al	1978	[50]	210	11	5,2
Susan et al	1978	[51]	474	4	0,8
Sutyko et al	1978	[52]	400	20	5,0
Dryburgh et al	1979	[14]	93	8	8,6
Dreikorn et al	1979	[13]	285	17	5,9
Prompt et al	1979	[41]	237	8	3,4
Oesterwitz et al	1980	[39]	364	22	6,0
Goldman et al	1981	[18]	350	7	2,0
Bauer et al	1982	[4]	285	12	4,2
Buckels et al	1982	[9]	305	11	3,6
Gonnermann et al	1983	[20]	186	20	10,7
Nghiem et al	1983	[38]	585	7	1,2
Eigene Fälle			290	4	1,4
Summe			8458	312	3,7

Tabelle 2. Symptome der Nierentransplantatruptur

Schmerzen im Transplantatlager
Schwellung über dem Transplantatlager
Zeichen der inneren Blutung (Schock, Hb-Abfall)
Transplantatfunktionsverschlechterung (Oligo-Anurie, Kreatininanstieg) u. U. Haematurie

In der Mehrzahl der Fälle ist die Ruptur lokalisiert in sagittaler Richtung an der Konvexität, oft von Pol zu Pol reichend. Dies entspricht dem Ort der höchsten Scherkräfte [32]. Weniger häufig sind multiple, über das ganze Organ verteilte kleinere Rupturen, die Ruptur eines oder beider Pole, sowie die der Dorsalseite oder die querverlaufende in Hilushöhe.

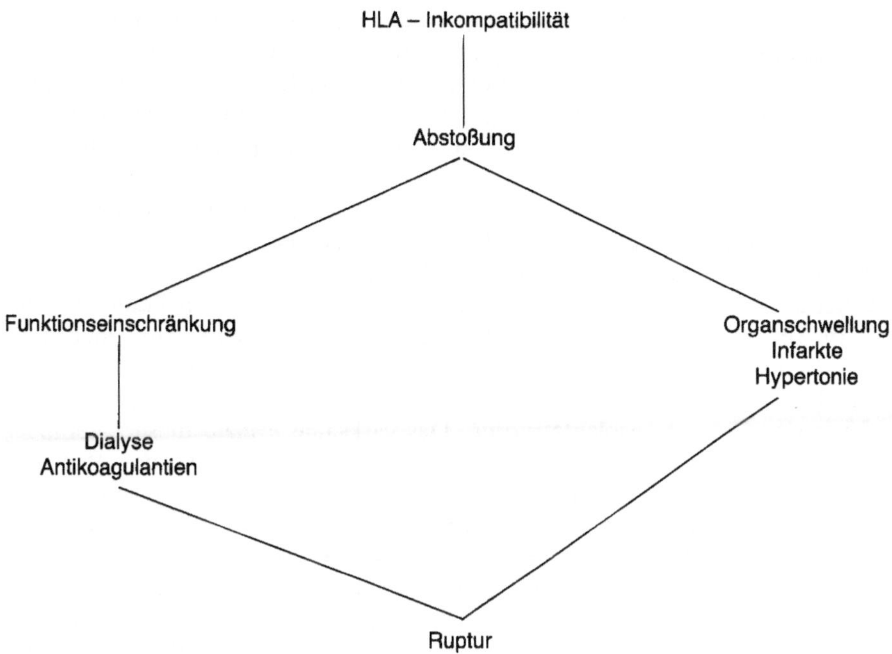

Abb. 1. Pathogenese der Nierentransplantatruptur

Die meist erheblich blutenden Wundflächen sind klaffend, glattrandig, die Wunde selbst unterschiedlich tief, meist etwa 5 mm. Die Eröffnung des Nierenhohlsystems gehört zu den Raritäten. Wir haben hierfür nur eine Fallbeschreibung in der Literatur gefunden [18].

Das gesamte Organ ist in der Regel vergrößert, manchmal auch auf das 3–4fache der ursprünglichen Größe, von ödematöser, sulziger Konsistenz, die eine außerordentliche Vulnerabilität zur Folge hat.

Die Therapie erfordert aggressives chirurgisches Vorgehen und ist problemreich. Bedingt durch die Konsistenz der Organe und den hohen Innendruck finden durchgreifende Nähte kaum einen Halt – sie schneiden schon unter leichtem Zug durch das Parenchym und vergrößern damit die Wundfläche, das Problem der Versorgbarkeit wächst. Üblicherweise finden heute U-Nähte Verwendung, die – um der Gefahr der Durchschneidung zu begegnen – unterfüttert werden mit Muskel-, Faszien-, Fett-, Dura mater-, Teflon-Filz- oder Ivelon-Sponch-Stücke [4, 12, 21, 34]. In einigen Fällen hat sich eine Tamponade mit thrombinhaltigen Schwämmen als wirksam erwiesen [40].

Unter Einbeziehung unseres eigenen Krankengutes fanden wir in der zitierten Literatur Hinweise zur operativen Versorgung der Nierentransplantatruptur mit anschließender einjähriger Verlaufsbeobachtung bei 6703 Transplantatempfängern bzw. 241 Rupturen (3,7%). In diesem Kollektiv konnte organerhaltend in 129 Fällen (53,5%, bezogen auf n = 241) operiert werden. 112 Organe (46,5%) wurden primär explantiert. Von den 129 organerhaltend Versorgten mußten im Verlaufe des folgenden Jahres 50 (39%) sekundär transplantatnephrektomiert werden, jedoch in der überwiegenden Mehrzahl der Fälle wegen nichtbeherrschbarer, rezidivierender Abstoßungsepisoden oder septischer Komplikationen. 69 (53,5% bezogen auf n = 129) der versorgten Organe funktionierten länger als ein Jahr. In 7 weiteren Fällen zeigten die Organe eine gute bis befriedigende Funktion über Monate, der Beobachtungszeitraum von einem Jahr war jedoch zum Zeitpunkt der jeweiligen Publikation noch nicht verstrichen.

Die Zahlen unterstreichen das Erfordernis, einerseits die operative Taktik unbedingt auf eine Organerhaltung einzustellen, andererseits nach weiteren operativen Wegen zu suchen, die ein höheres Maß an Sicherheit gewährleisten können.

Es bietet sich daher an, die in den letzten Jahren in zahlreichen Publikationen favorisierte Technik der Klebung parenchymatöser Organe durch Fibrinkleber (Tissucol, Fa. Immuno, Heidelberg) mit oder ohne Zuhilfenahme von Kollagen-Vlies (Kollagen-Haemostyptikum Vlies, Fa. B. Braun, Melsungen) zu übertragen auf die Bedürfnisse der Nierentransplantatruptur. Das wirksame Prinzip dieser Methode sowie deren bisherigen Ergebnisse ist mehrfach veröffentlicht worden [5,6,22, 23,26,42,45,46,48,49,53]. Jedoch liegen unter den oben genannten besonderen mechanischen Bedingungen der Nierentransplantatruptur – zudem unter Immunsuppression – bisher keine publizierten Erfahrungen vor. Ermutigt durch zwei eigene, erfolgreich verlaufende Klebungen bei zunächst als kaum versorgbar eingeschätzten Rupturen, wurde ein mechanisches Nierentransplantatrupturmodell entwickelt, um in Form einer randomisierten prospektiven Studie nähere Aufschlüsse über die Versorgbarkeit dieser Defekte zu gewinnen.

Material und Methoden

Als Versuchstier bot sich das Kaninchen an. Die Versuchsanordnung ist schematisch in Abb. 2 dargestellt. Präoperativ wurden die Tiere entsprechend dem heute noch gültigen Standard immunsupprimiert mit Methylprednisolon (1 mg/kg/die) und Azathiopren (2 mg/kg/die); die Medikation wurde während der gesamten Versuchsdauer beibehalten. Die perioperative Infektprophylaxe bestand in der Gabe von Cefoxitin (80 mg/kg/die) und Azlozillin (120 mg/kg/die) jeweils über 3 Tage. Sämtliche Medikamente wurden intravenös verabreicht.

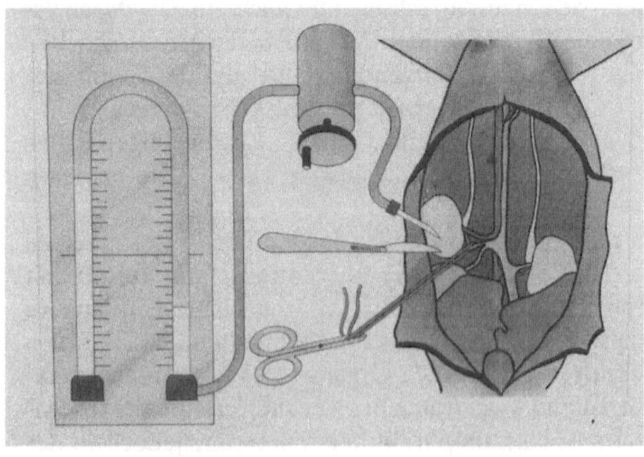

Abb. 2. Mechanisches Nierentransplantat rupturmodell (siehe Text)

In Allgemeinnarkose (Xylazin und Ketamin-HCL 1:1 i. v.) wurde die Leibeshöhle durch Medianschnitt eröffnet. Es folgten die Mobilisation der Niere, des Nierenstieles, das Anzügeln der V. renalis und die Punktion des unteren Poles zur Messung des interstitiellen Druckes in der von Gauer angegebenen Anordnung. Die V. renalis wurde angeklemmt und der Druckanstieg registriert. Nach Erreichen von etwa 30 mm Hg (links: $\alpha = 34{,}1 \pm 7{,}4$; rechts: $\alpha = 27{,}5 \pm 8$) wurde der obere Pol mit 4 rechtwinklig zueinander verlaufenden, rasterförmigen Schnitten bis in eine Tiefe von 4 mm inzidiert. Nach lokaler Kompression der klaffenden, stark blutenden Wunde für etwa 1 Min., erfolgte die Defektdeckung kappenförmig durch einen mit Fibrinkleber getränkten Kollagen-Vlies-Patch. Die folgende Kompression wurde 2 Minuten beibehalten (Abb. 3). Nach Kontrolle auf Bluttrockenheit wurde das Organ reponiert.

Die Vergleichskontrolle erfolgte derart, daß in derselben Narkose die kontralaterale Niere analog zur anderen mobilisiert, venös gestaut und traumatisiert wurde. Die Wundversorgung erfolgte mit durchgreifenden Chromcat-Nähten 3–0. Die Versorgungstechnik wurde von Tier zu Tier alternierend durchgeführt.

Derart wurden 27 Kaninchen operiert, so daß 27 durch Klebung und ebenso viele durch Naht versorgte Nieren zur Verfügung standen.

Die Auswertung erfolgte nach Tötung und Sektion von jeweils 9 Tieren nach 3, 12 und 21 Tagen.

Die Kriterien bei der makroskopischen Beurteilung zeigt die Tabelle 3. Nach Entnahme der Organe zusammen mit den Adhäsionsbereichen erfolgte die histologische Aufarbeitung und Beurteilung entsprechend den Kriterien der Tabelle 3.

Die antigenen Eigenschaften des humanen Fribrinogens sowie des bovinen Kollagens wurden durch Bestimmung des Antikörper-Titers (Enzym-Immuno-Essay) kontrolliert.

Tabelle 3. Beurteilungskriterien

makroskopisch	mikroskopisch
Morphologie der Niere	Hämatome
Hämatome	Nekrosezone
Verwachsungen	Reparationsvorgänge
	Fremdkörperreaktion

Ergebnisse

Bei der makroskopischen Situsbeurteilung waren zwischen den durch Naht und den durch Fibrinkleber versorgten Nieren in allen 3 Zeitabschnitten keine wesentlichen Unterschiede festzustellen. Bei beiden Techniken fanden sich keine größeren Hämatome. In allen Naht- und Klebefällen war der Parenchymdefekt sicher verschlossen. In keinem Fall war eine Abhebung oder Ruptur der Kollagen-Vlies-Kappe zu beobachten. Verwachsungen zu den umliegenden Organen waren bei beiden Methoden in etwa gleicher Stärke ausgeprägt. Regelmäßig war der obere Pol der rechten Niere mit der Leberunterfläche innig verwachsen, seltener auf der linken Seite zur Milz. Dezente strangförmige Verwachsungen der Darmschlingen gehörten eher zu den Seltenheiten.

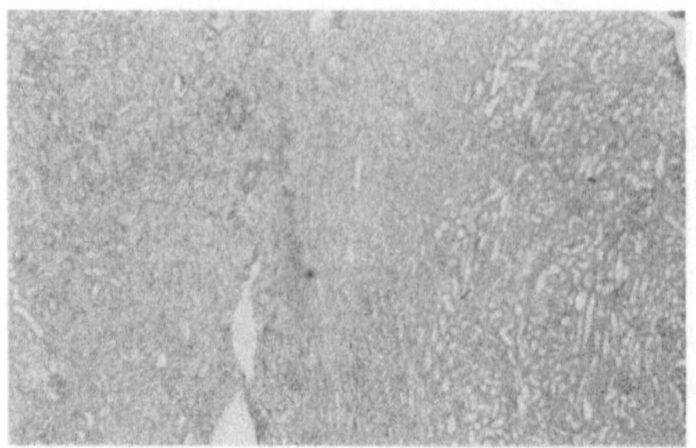

Abb. 4. Histologisches Bild 3 Tage nach Trauma und Nahtversorgung: Große Nekrosezone (HE 63 ×)

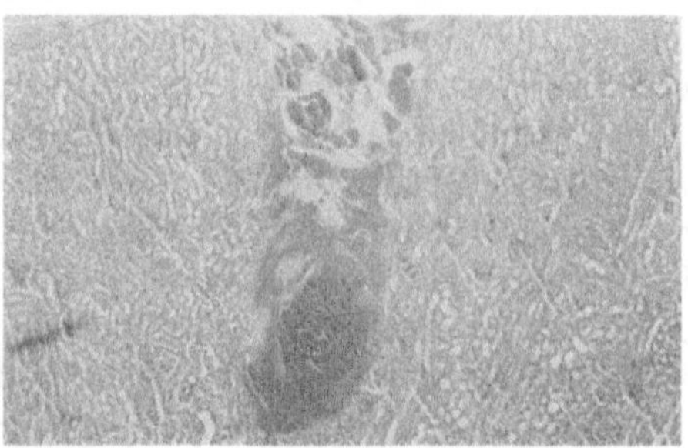

Abb. 5. Histologisches Bild 3 Tage nach Trauma und Kleber-Vlies-Versorgung: Klaffender Defekt, Einblutungen, schollige Kleberreste (HE 100 ×)

Bei der mikroskopischen Auswertung waren die folgenden Feststellungen zu treffen: Drei Tage nach Trauma und Nahtversorgung fand sich zwischen den Fadenzügen eine ausgedehnte, nach zentripetal verlaufende Nekrose, die in ihrer Ausdehnung dem umstochenen Nierengewebe entsprach. Die Einblutungen waren nur minimal (Abb. 4).

Bei der Klebung hingegen war die Nekrosezone sehr schmal, die Wundränder jedoch weit und keilförmig durch eindringendes Blut auseinandergedrängt (Abb. 5). Am Rande des Defektes war schollenförmig Fibrinkleber nachweisbar. Das mit Kleber getränkte Vlies, saß kappenförmig dem Defekt und der angrenzenden Nierenkapsel auf. Abhebungen oder Unterspülungen der Kapsel-Vlies-Verbindung durch Blut wurden von uns nicht beobachtet. Bedingt durch den hohen Druck, der zu interstitiellen Rupturen führte, breitete sich das Blut im Interstitium entsprechend der nach zentral orientierten Nephronstruktur über die eigentliche Traumaregion hinaus aus, so daß hämorrhagische Straßen bis in den Papillen-Sammelrohrbereich zu verfolgen waren (Abb. 6).

Ein Defekt des Urothels war nicht zu beobachten, d.h. daß die Einblutung keinen Anschluß an das Nierenhohlsystem gefunden hat. Regenerative Prozesse oder Fremdkörperreaktionen waren noch nicht feststellbar.

Die histologischen Bilder nach 12 Tagen waren charakterisiert durch den Nachweis der ersten Reparationsvorgänge.

Die Nekrosezone der genähten Nieren war konsolidiert (Abb. 7). Vom Rande her begannen die ersten dünnwandigen Kapillaren des Granulationsgewebes mit reichlich Makrophagen, Fibroblasten und Histiozyten einzusprossen. Im Zentrum war die Nekrose noch nachweisbar.

Bei den geklebten Nieren erschien der keilförmige Raum der Einblutung eher vergrößert. Es fanden sich zum jetzigen Zeitpunkt immer noch frischere Einblutungen (Abb. 8). Der Randnekrosesaum war gering verstärkt. An der Defektabdeckung waren keine Veränderungen eingetreten. Fremdkörperriesenzellen und Granulationen traten als Ausdruck beginnenden Abbaues auf. Auffällig waren Verkalkungen zugrundegegangener Tubuli, die – verteilt über die ganze Niere – nicht in unmittelbarem Zusammenhang zur Versorgungstechnik gesehen wurden, sondern eher als

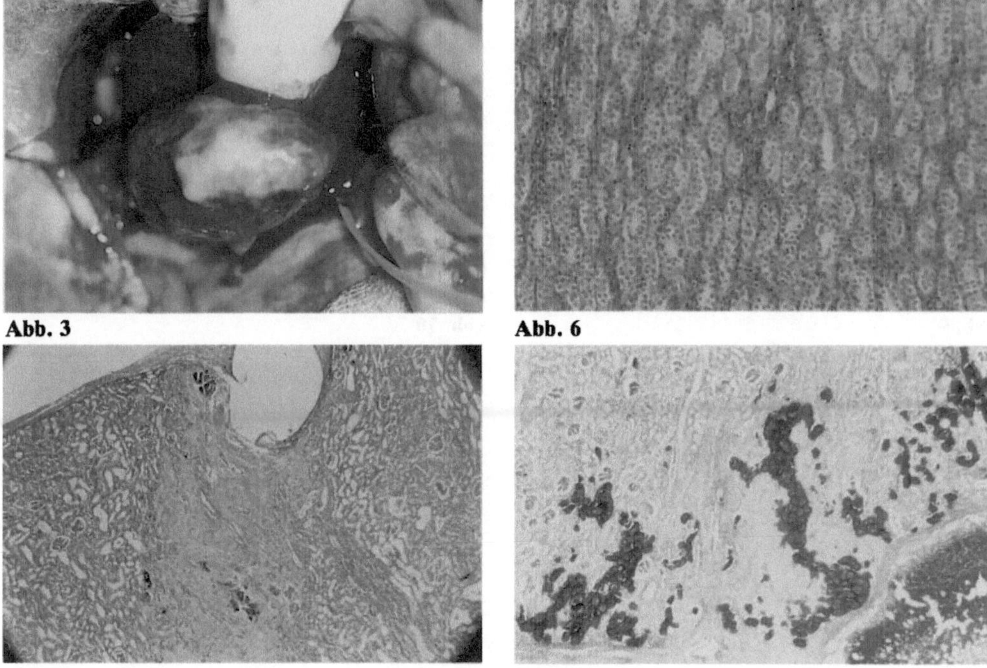

Abb. 3. Deckung des Defektes im oberen Polbereich durch Fibrinkleber – Kollagenvlies – Patch an der linken, luxierten Niere

Abb. 6. Histologisches Bild 3 Tage nach Kleber-Vlies-Versorgung: Haemorrhagien im Papillensammelrohrbereich (HE 250 ×)

Abb. 7. Histologisches Bild 12 Tage nach Nahtversorgung: Konsolidierte Nekrosezone, Regenerationsvorgänge (HE 63 ×)

Abb. 8. Histologisches Bild 12 Tage nach Klebeversorgung: Unten rechts Kleber und Vlies – siehe Text – (HE 63 ×)

Ausdruck der Immunsuppression in Verbindung mit Tubulusnekrosen interpretiert wurden (Abb. 9).

Nach 21 Tagen waren die Wunden sowohl bei der Naht als auch bei der Klebeversorgung einwandfrei konsolidiert (Abb. 10 und 11). Das narbige Areal war bei beiden Versorgungstechniken etwa gleich groß.

Zu diesem Zeitpunkt waren Abbau und Organisationsprozesse des Kleber-Vlies-Komplexes deutlich nachweisbar. Offenbar sind diesbezüglich zwei grundsätzlich differente Wege möglich:

In 6 Fällen wurde der Komplex durch ein außerordentlich gefäßreiches Granulationsgewebe ersetzt, das von außen nach innen Kleber und Vlies durchsetzte und organisierte (Abb. 12). Man erkannte dünn- und dickwandige Kapillaren, Makrophagen, Granulozyten, herdförmig und dissiminiert verteilte Leukozyten, Fibrozyten, Histiozyten und reife kollagene Fasern. In den anderen drei Fällen vollzogen sich

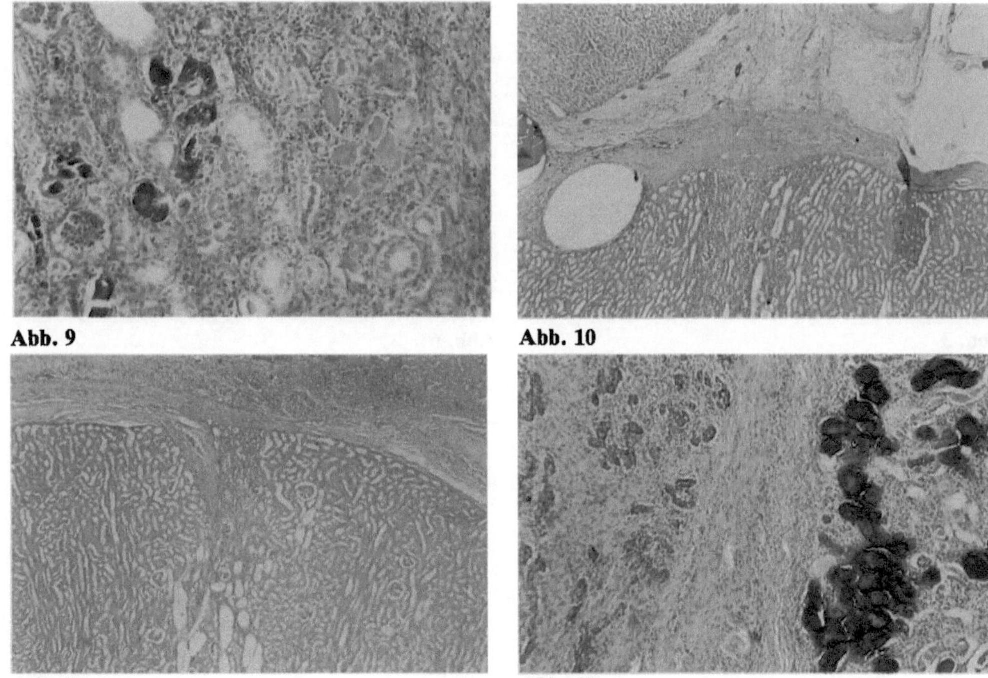

Abb. 9 Abb. 10 Abb. 11 Abb. 12

Abb. 9. Tubulusverkalkungen – 12 Tage nach Klebung (HE 250 ×)

Abb. 10. Histologisches Bild 21 Tage nach Nahtversorgung: Nekrose vollständig narbig konsolidiert, links Stichkanal (HE 63 ×)

Abb. 11. Histologisches Bild 21 Tage nach Kleberversorgung: Narbig fest konsolidierter Defekt (HE 63 ×)

Abb. 12. Organisation des Fibrinkleber-Kollagen-Vlies-Komplexes durch ein Granulationsgewebe (HE 100 ×)

Abbau und Organisation in Gestalt eines Granuloms (Abb. 13), charakterisiert durch einen Lymphozytenwall, Epitheloidzellen und Riesenzellen vom Fremdkörpertyp.

Die Serumantikörperbestimmungen zeigten, daß in keinem Fall – wie auch zu erwarten [6] – Abstoßungen gegen das eingebrachte heterologe Material vorlag. Der Titer war bei den immunsupprimierten Tieren sowie Kontrolltieren ohne Immunsuppression gleich hoch. Die histologischen Beobachtungen bestätigten dieses Ergebnis.

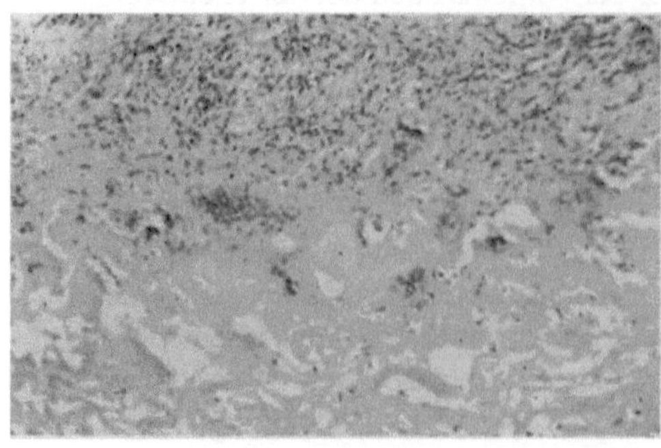

Abb. 13. Granulom, das den Fibrinkleber – Kollagen-Vlies-Komplex durchbaut (HE 100 ×)

Diskussion

Im angegebenen Modell entspricht das Erreichen des hohen interstitiellen Druckes mit Organschwellung und Oedembildung durch Drosselung der V. renalis nicht den pathologischen Bedingungen der Nierentransplantatruptur [29,55]. Für die Anforderungen an ein mechanisches Modell ist das Erreichte ausreichend. Die Beseitigung der Kompression bei Abschluß der Operation beeinträchtigt die Ergebnisse nicht, zumal sich bei rupturierten Nierentransplantaten eine bereits intraoperativ verifizierbare Organverkleinerung bei adäquater Abstoßungsbehandlung zeigen läßt [19]. Durch die gewählte Verletzungsform werden klaffende, stark blutende, schwer versorgbare Wundverhältnisse erreicht. Die gewählte Lokalisation, die zwar nicht der häufigsten Rupturlokalisation entspricht, jedoch an zweiter Stelle steht, läßt technisch eine genaue Druckmessung zu. Die Versuche haben gezeigt, daß das von uns praktizierte Modell einer Nierentransplantatruptur bezüglich mechanischer Fragestellungen brauchbar ist.

Beim unmittelbaren Vergleich der beiden Versorgungstechniken läßt sich zeigen, daß die Naht zwar zunächst die größere Organnekrose induziert, jedoch auch die bessere Blutstillung gewährleistet. Die Versorgung durch Fibrinkleber in Verbindung mit Kollagen-Vlies führt zunächst im Wundtrichter zu einem erheblichen Druckanstieg, der sich dann auf das umliegende Interstitium fortpflanzt und konsekutiv zur Ausbildung hämorrhagischer Straßen, gemäß der Strukturausbreitung des Nephrons führt (Abb. 14).

Die mechanische Festigkeit der Klebung, die etwa 200 p/cm^2 beträgt [53] ist jedoch dieser Belastung gewachsen. Dies entspricht auch einer eigenen klinischen Beobachtung. Nach Versorgung einer Nierentransplantatruptur des oberen Poles durch Fibrinkleber in Verbindung mit Kollagen-Vlies traten am 2. postoperativen Tage erneut die Zeichen einer Ruptur auf. Bei der Revision fanden wir einen birnenförmig aufgetriebenen rupturierten unteren Pol. Die zwei Tage alte Klebung des oberen Pols war intakt, der Defekt sicher abgedeckt. Die Zweitruptur wurde in der angegebenen Technik erfolgreich verklebt.

Im gewählten Modell setzen sowohl die Reparationsvorgänge der Defekte als auch die Organisationsprozesse des Kleber-Vlies-Komplexes, bedingt durch die Immunsuppression nur zögernd und verspätet ein. Bei anderen Untersuchern [46] sind raschere Prozesse beschrieben. Bei uns waren sie erst nach 12 Tagen nachweisbar und nach 21 Tagen noch nicht abgeschlossen. Das Ausmaß der Defektheilung ist bei

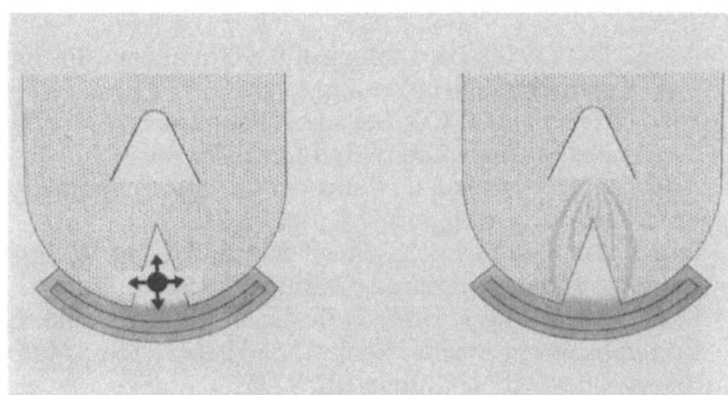

Abb. 14. Schema der Druckausbreitung und der Entwicklung hämorrhagischer Straßen nach Kleber-Vlies-Versorgung

beiden Techniken morphologisch gesehen annähernd gleich groß, wobei uns allerdings vergleichende Funktionsuntersuchungen nicht möglich waren. Die Verwendung von heterologem, humanem Fibrinogen beeinträchtigte in keinem Fall die Wundheilung. Die durch die hohe Urokinasekonzentration im Nierenparenchym denkbaren fibrinolytischen Prozesse haben wir aufgrund des Aprotininzusatzes zum Kleber nicht beobachten können.

Die erwähnten verkalten Tubuli finden sich auch bei anderen Untersuchern [5], auffällig war jedoch bei uns das frühere Auftreten, offenbar unter dem Einfluß der Immunsuppression.

Gegenüber den verzögernd beginnenden Reparationsvorgängen an der verletzten Niere kommen die Abbauprozesse des Kleber-Vlies-Komplexes in Form des erwähnten Granulationsgewebes oder eines Granuloms wesentlich verlangsamt in Gang.

Für beide Abbauformen nimmt der Makrophage eine zentrale Stellung ein. Im Regelfall induziert er als Ausdruck seiner phagozytären Eigenschaften die Ausbildung des Granulationsgewebes mit den konsekutiven Abräumvorgängen. Sowohl die Masse des eingebrachten Fremdmaterials als auch die Immunsuppression beeinträchtigen, abgesehen von der verlangsamten Reaktion, nicht wesentlich seine phagozytären Potenzen. Kommt jedoch eine weitere Noxe hinzu, die geeignet ist, die Eigenschaften dieser Zelle derart zu überfordern, daß das Fremdmaterial nicht mehr primär phagozytiert werden kann, entwickelt sich das Granulom [1]. Als Noxen geeignet sind neben verschiedenen Bakterienbestandteilen Kohle, Karmin, Bariumsulfat und Kunststoffen, insbesondere das Fibrinogen. Ähnliche Granulombildungen sind bereits beschrieben [46,53], wurden jedoch nicht interpretiert. Hinweise, die eine definitive Deutung dieser Frage zulassen, haben wir in der Literatur nicht gefunden; unsere eigenen Untersuchungen sind noch nicht abgeschlossen.

Bemerkenswert einfach ist die technische Handhabung des Fibrinkleber-Vlies-Systems gegenüber der Naht. Unter Zugrundelegung der von uns tierexperimentell ermittelten Sicherheit, die in keinem Widerspruch zu den bisherigen klinischen Beobachtungen steht, kann dieses Verfahren zur Versorgung der Nierentransplantatruptur empfohlen werden. Es erscheint uns praktikabler als die bisher angegebenen mit der eingangs erwähnten Problematik. Denkbar ist, daß eine Kombination beider Techniken optimale Resultate liefern kann.

Literatur

1. Adams DO (1983) The Biology of the Granuloma. In: Joachim HL (ed) Pathology of Granulomas, Raven Press, New York, p 1
2. Ajao OG, Callender CO, Stevens J, Sampson C (1984) Spontaneous Renal Allograft Rupture 4 Years after Transplantation. Urol Inter 39: 49
3. Anderson B, Sampson C, Callender CO (1976) Spontaneous Renal Allograft Rupture without Rejection. A Case Report. J Urol 115: 745
4. Bauer HW, Hofmann K, Illner WD und Land W (1982) Operative Versorgung spontaner Nierentransplantatrupturen. Chirurg 53: 454
5. Braun F, Henning J, Holle J, Kovac W, Rauchenwald K, Spängler HP, Urlesberger H (1977) Erfahrungen mit einem biologischen Klebesystem (Fibrin) bei Versorgung von Nierenparenchymwunden. Zbl Chirurgie 102: 1235

6. Braun F, Holle J, Knapp W, Kovac W, Passl R und Spängler HR (1975) Immunologische und histologische Untersuchungen bei der Gewebeklebung mit heterologem hochkonzentriertem Fibrinogen. Wien Klin Wschr 87: 815
7. Brekke I, Flatmark A, Laane B and Mellbye O (1978) Renal allograft rupture. Scand J Urol Nephrol 12: 265
8. Brynger H, Bitter-Suermann H, Gäbel H, Ahlmen J, Blohme I, Gustafsson A and Gelin Le (1976) Complications after renal transplantation. Scan J Urol Nephrol Suppl. 38: 113
9. Buckels Jac, Ezzibdeh MY, Barnes AD (1982) Acute renal allograft rupture – A good prognostic sign? Proc EDTA 19: 469
10. Cangh van PJ, Ehrlich RM, Smith RB (1977) Renal rupture after transplantation. Urology 9: 8
11. Chrosnier J (1977) The transplantat Kidney. Contrib. Nephrol. 7: 177
12. Dostal G, Medrano J und Eigler FW (1976) Die spontane Nierentransplantatruptur. Langenbecks Arch Chir 341: 87
13. Dreikorn K, Horsch R, Röhl L (1979) Die konservativ-chirurgische Behandlung der spontanen Nierentransplantatruptur. Helv chir Acta 46: 323
14. Dryburgh P, Porter KA, Krom RAF, Uchida K, West JC, Weil III R, Starzl TE (1979) Should the ruptured renal allograft be removed? Arch Surg-Vol 114: 850
15. Fjeldborg O and Kim CH (1974) Spontaneous rupture of renal transplant. Scand J Urol Nephrol 8: 31
16. Flanigan WJ, Caldwell FT, Williams GD, Brewer TE, Glenn WE, Headstream JW, Campbell GS (1971) Clinical Patterns of Renal Allograft Rejection. Ann surg 173: 733
17. Ghose MK, Kest LM, Cohen SM, Roza O, Berman LB, Lidsky I, Teitelbaum S and Galvin JB (1973) Spontaneous rupture of renal allotransplants. J Urol 109: 790
18. Goldman M, De Pauw L, Kinnaert P, Vereerstraeten P, van Geetruyden J, Toussaint C (1981) Renal allograft rupture. Transplantation 32: 153
19. Goldman MH, Leapman STB, Handy RD, Best DW (1978) Renal allograft rupture with iliofemoral thrombophlebitis. Arch Surg-Vol 113
20. Gonnermann D, Huland H und Klosterhalfen H (1983) Pathogenese und Therapie der Ruptur transplantierter Nieren. Dtsch med Waschr. 108: 956
21. Haberal MA, Picache RS, Husberg BS, Bakshandeh K, Starzl TE (1974) Late Spontaneous Rupture in a Homografted Kidney. A Case Report Arch Surg-Vol 109: 824
22. Haimov M, Glabman S and Burrows L (1971) Spontaneous Rupture of the Allografted Kidney. Arch Surg 103: 510
23. Henning K, Urlesberger H (1983) Urologie In: Spängler P, Braun F. Fibrinklebung in der operativen Medizin. Edition Medizin Weinheim. Deerfield Beach-Basel
24. Henning K, Urlesberger H und Rauchenwald K (1982) Fibrinklebung bei Nierenrupturen In: Cotta H, Braun A (Hrsg) Fibrinklebung in Orthopädie und Traumatologie. Thieme Stuttgart New York, p 243
25. Heritage K (1934) Spontaneous circumrenal haematoma. Proc R Soc Med 27: 1105
26. Homan WP, Cheigh JS, Kim SJ, Mouradian J, Tapia L, Riggio RR, Stenzel KH, Rubin AL, Stubenbord WT (1977) Renal Allograft Fracture. Ann Surg 186: 700
27. Kim SK (1971) New Technique of Nephrolithotomy. J Urol 106: 19
28. Kootstra G, Meijer S, Elema JD (1974) "Spontaneous" Rupture of Homografted Kidneys. Arch Surg 108: 107
29. Libertino JA, Merino MJ, Zinman L, Takacs FJ (1974) Spontaneous rupture of renal transplants. Urology III: 75
30. Lindquist RR, Guttmann RD, Merrill JP (1968c) Mechanism of renal allograft rejection. In: Dausset J, Hamburger J, Mathe G (eds).
31. Lindström BL, Lindfors O, Eklund B, Ahonen J, Collan R, Kuhlbäck B, Kock B and Brothersrus JV (1977) Surgial complications in 500 kidney transplantions. Proc EDTA 14: 353
32. Lord RSA, Belzer FO, Kountz SL (1970) Delayed spontaneous rupture of the allografted kidney. Arch Surg 100: 607
33. Lord RSA, Effeney DJ, Hayes JM, Tracy GD (1973) Renal allograft rupture: Cause, Clinical Features and management. Ann Surg 177: 268
34. Matas AJ, Scheinman JI, Rattazzi LC, Mozes MF, Simmons RL and Najarian JS. Immunopathological studies of the ruptured human renal allograft. Transplantation 22: 420

35. Minale C, Linder E und Largiader F (1972) Spontanruptur von Nierentransplantaten. Dtsch med Wschr 97: 459
36. Montes F, McMaster P, Calne RY, Evans DB (1978) Rupture of the allografted kidney – is repair possible? Proc. EDTA 15: 378
37. Murray JE, Wilson RE, Tilney NL, Merrill JP, Cooper WC, Birtsch AG, Carpenter CB, Hager EB, Dammin GJ, Harrison JH (1968) Five years experience in renal transplantation with immunosuppressive drugs: Survival, function, complications and the role of lymphocyte depletion by thoracic duct fistula. Ann Surg 168: 416
38. Nghiem DD, Corry RJ (1983) Long-term result of conservative surgical management of the ruptured renal transplant. Am Surg 4): 392
39. Oesterwitz H, Tulatz A, Scholz D and May G (1980) Spontaneous rupture of cadaver kidney allotransplants: How successful is a repair: Report of 22 cases and review of the literature. Eur Urol 6: 284
40. Poisson J, Guillou LEM, Scetbon V, Leroux-Robert C et Küss R (1973) Rupture spontannee du rein allotransplante. J Urol Nephrol 79: 575
41. Prompt CA, Lee DBN, Johnson WH, Smith RB, Ehrlich RM, Schultze RG (1979) Nontraumatic rupture of renal allografts. Urology 8: 145
42. Rauchenwald K, Henning K, Urlesberger H (1978) Humanfibrinklebung bei Nephrotomie. Helv chir Acta 45: 283
43. Ribush N, Clunie G, Hartley L and Morgan T (1971) Renal transplantation, ruptured renal allograft and transplant Lung Med J Aust 115: 1285
44. Salaman JR, Calne RY, Pena J, Sells RA, White JO and Yoffa D (1969) Surgical aspects of clinical renal transplantation. Brit J Surg 56: 413
45. Scheele J, Pesch H und HJ (1981) Fibrinklebung an parenchymatösen Oberbauchorganen. Tierexperimentelle Untersuchung. Langenbecks Arch Chir 354: 245
46. Scheele J, Pesch HJ (1982) Morphologische Aspekte des Fibrinkleberabbaues im Tierexperiment. In: Cotta H, Braun A (Hrsg) Fibrinkleber in Orthopädie und Traumatologie. Thieme, Stuttgart New York, p 35
47. Schulz W, Chlepas S, Heidler R, Pilgrim R, Seybold D, Sigel A, Gessler U (1977) Nierentransplantation aus nephrologisch-urologischer Sicht – Ergebnisse und Probleme. 2. Diagnostik und Therapie nach der Transplantation, Komplikationen, Langzeitergebnisse. Fortschr Med 95: 2813
48. Seelich T, Redl H (1980) Theoretische Grundlagen des Fibrinklebers. In: Schimpf K, Fibrin und Fibrinkleber. Schattauer, Stuttgart New York, p 199
49. Spängler HP (1976) Gewebeklebung und lokale Blutstillung mit Fibrinogen, Thrombin und Blutgerinnungsfaktor XIII (Experimentelle Untersuchungen und klinische Erfahrungen). Wien Klin Wschr 88: Supp 49
50. Stummvoll HK, Wolf A, Pinggera WF, Piza F, Wagner O (1978) Spontane Parenchymruptur allotransplantierter Nieren. Wien Klin Wschr 90: 499
51. Susan LP, Braun WE, Banowsky LH, Straffon RA, Valenzuela R (1978) Ruptured human renal allograft. Pathogenenis and management. Urology XI: 53
52. Sotyko AD, Morozova MM, Polishuk RV (1978) Spontaneous rupture of a transplanted kidney. In Russian. Chirurgija (Moskau) 3: 106
53. Tauber R, Stemberger A, Haas S, Wriedt-Lübbe I, Blümel G (1980) Untersuchungen zur Versorgung des Nierenparenchyms mit Gewebekleber. Helv chir Acta 47: 303
54. Uson AC, Knappenberger ST, Melicow NN (1959) Non traumatic perirenal haematomas: A report based on 7 cases. J Urol 81: 388
55. Williams GM, Hume DM, Hudson RP, Morris PJ, Kuno K, Milgrom F (1968 a) Hyperacut renal homograft rejection in men. N-Engl J Med 279: 611
56. Wunderlich CRA (1856) Handbuch der Pathologie und Therapie. 2. Ausgabe, Ebner u. Seubert, Stuttgart

Nephrotomie-Verschluß durch Fibrinkleber

H. Melchior

Die überzeugenden Erfahrungsberichte der Klagenfurter Arbeitsgruppe [2] sowie persönliche Anregungen durch C. Spehr und eigene tierexperimentelle Untersuchungen [1] haben uns ermutigt, Fibrinkleber zunehmend zur Versorgung des Nierenparenchyms in der Klinik einzusetzen.

Beispiele

1. 63jähriger Patient mit zentralem Nierentumor rechts bei pyelonephritischer Schrumpfniere links (Abb. 1).

Da eine Tumornephrektomie mit der Erhaltung der Nierenfunktion bei Schrumpfniere links nicht vereinbar war, wurde die Indikation zur extrakorporalen Nierentumorresektion gestellt. Nach sorgfältiger Tumorresektion aus dem Nierenzentrum wurden Nierenbeckenkelchsystem und intrarenale Blutgefäße unter mikrochirurgischen Bedingungen rekonstruiert. Das Nierenparenchym selbst wurde nach Readaptation durch ein Fibrinogen-Thrombin-Gemisch verklebt (Abb. 2, 3).

Postoperative Kontrolluntersuchungen durch Sonographie und Ausscheidungsurographie ergaben keinen Anhalt für Urinextravasation oder perirenales Hämatom (Abb. 4).

2. 46jähriger Patient mit großem Nierenbeckenausgußstein und multiplen Kelchsteinen links bei Zustand nach Nephrektomie rechts (Abb. 5, 6).

Die Steine wurden durch intrasinusale Pyelotomie sowie durch multiple radiäre Nephrotomien entfernt (Abb. 7, 8). Zur Versorgung der radiären Nephrotomien

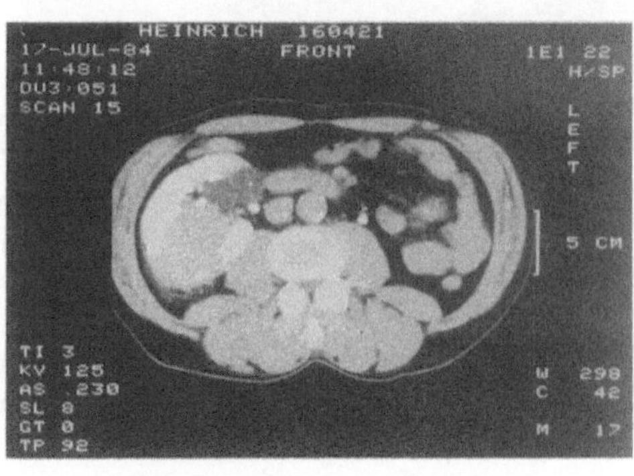

Abb. 1. Zentraler Nierentumor rechts: Computertomographie (Mann, 63 J.)

Fibrinklebung in der Urologie
Hrsg. von H. Melchior

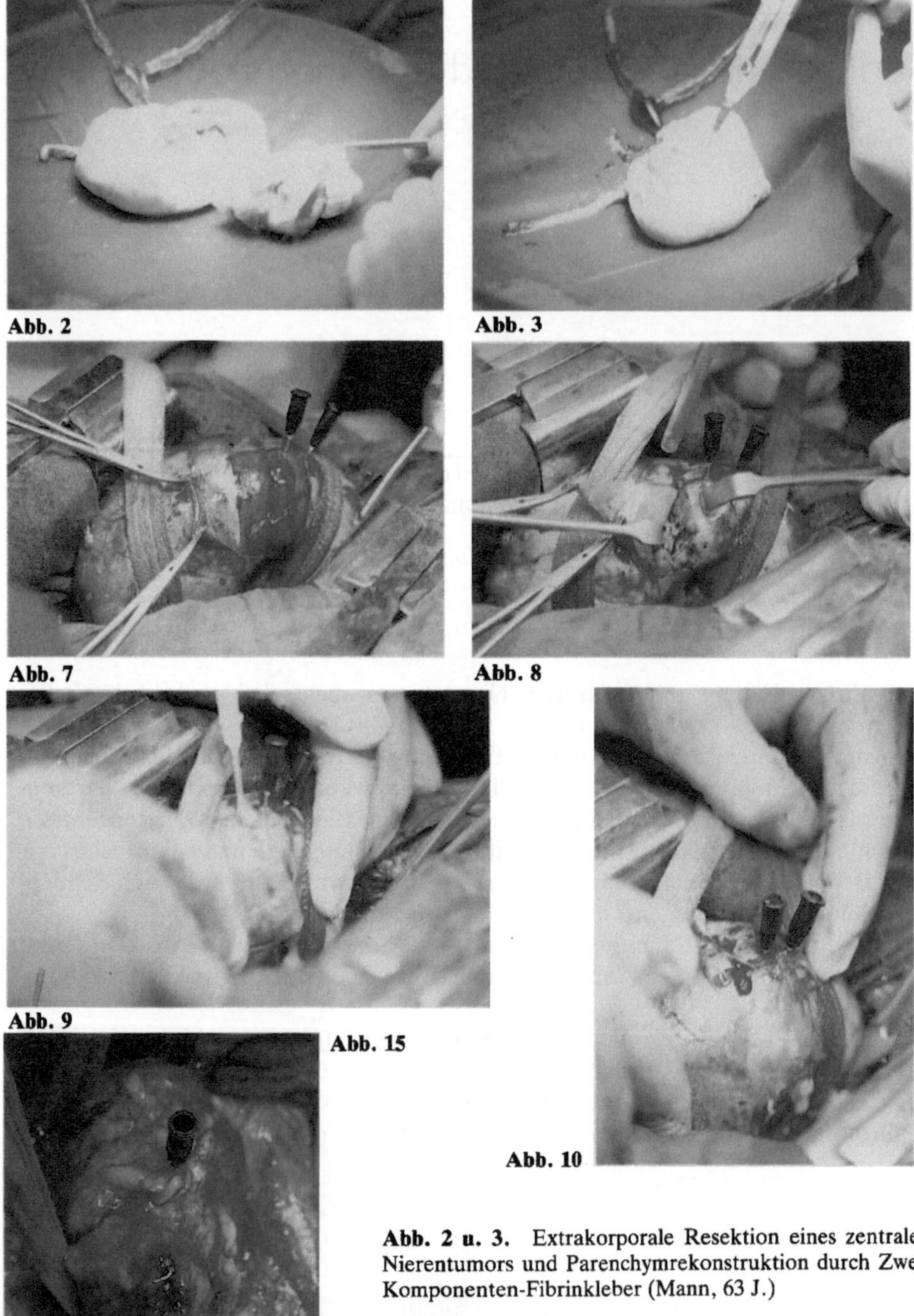

Abb. 2

Abb. 3

Abb. 7

Abb. 8

Abb. 9

Abb. 15

Abb. 10

Abb. 2 u. 3. Extrakorporale Resektion eines zentralen Nierentumors und Parenchymrekonstruktion durch Zwei-Komponenten-Fibrinkleber (Mann, 63 J.)

Abb. 7–10. Radiäre Nephrolithotomie und anschließende Nierenparenchymrekonstruktion durch Zwei-Komponenten-Fibrinkleber (Mann, 46 J.)

Abb. 15. Niere nach longitudinaler Nephrolithotomie am unteren Nierenpol; Zustand nach Nierenparenchym-Versorgung durch Zwei-Komponenten-Fibrinkleber (Frau, 37 J.)

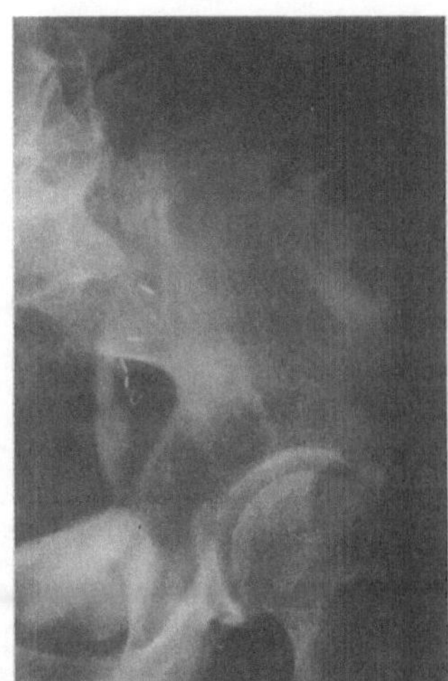

Abb. 4. Ausscheidungsurographie nach extrakorporaler Nierentumorresektion und Nierenautotransplantation (Mann, 63 J.)

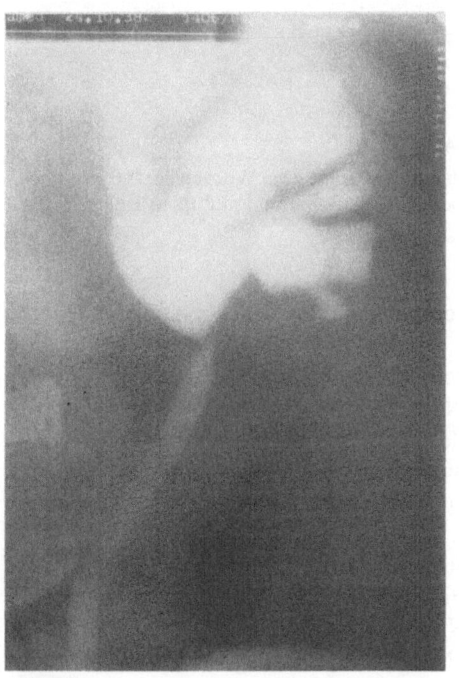

Abb. 5

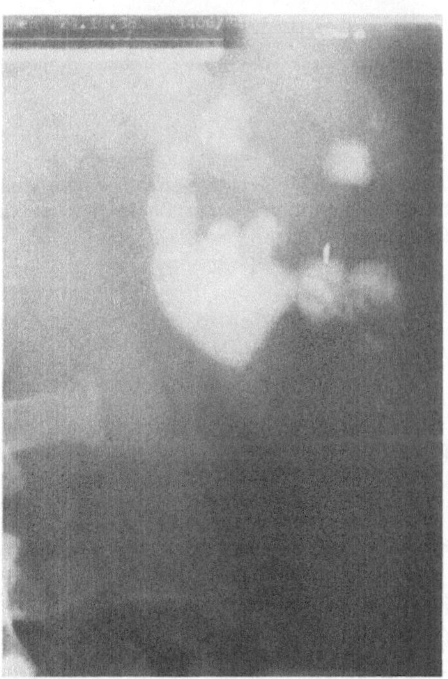

Abb. 6

Abb. 5 u. 6. Abdomen-Übersichtsaufnahme und Ausscheidungsurographie einer Einzelniere mit Nierenbeckenausgußstein und multiplen Kelchsteinen (Mann, 46 J.)

wurde das Nierenparenchym digital adaptiert und die Parenchymflächen durch ein Fibrinogen-Thrombin-Gemisch (Zwei-Komponenten-Kleber) verklebt. Auf eine Parenchymnaht konnte verzichtet werden (Abb. 9, 10).

Postoperative Röntgenkontrollen ergaben keinen Anhalt für Urinextravasation oder perirenale Blutung (Abb. 11, 12).

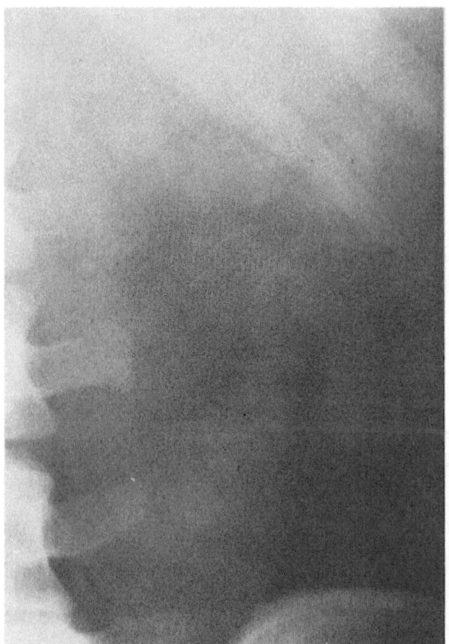

Abb. 11

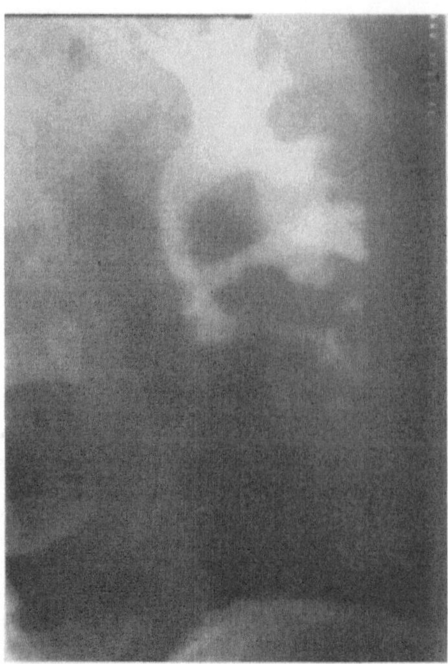

Abb. 12

Abb. 11 u. 12. Übersichtsaufnahme und Ausscheidungsurographie zwei Wochen nach Pyelolithotomie und multiplen Nephrolithotomien bei Nierenbeckenausgußstein und multiplen Kelchsteinen (Mann, 46 J.)

3. 37jährige Patientin mit Nierenbeckenventilstein und Nierenkelchstein links (Abb. 13, 14).

Während der Nierenbeckenventilstein durch Pyelotomie entfernt werden konnte, erforderte der Kelchstein eine longitudinale Nephrotomie durch den unteren Nierenpol. Die Nephrotomie wurde ausschließlich durch einen Zwei-Komponenten-Fibrinkleber versorgt; auf eine adjuvante Parenchymnaht wurde verzichtet (Abb. 15).

Postoperativ wurde weder eine Nachblutung noch eine Urinextravasation beobachtet (Abb. 16, 17).

Insgesamt wurden bis Ende 1984 in der Klinik für Urologie der Städtischen Kliniken Kassel 41 Nephrotomien durch Zwei-Komponenten-Fibrinkleber versorgt (Tabelle 1). In 22 Fällen war eine temporäre Nierenischämie erforderlich, in 19 Fällen konnte auf jede Form der Unterbrechung der Nierendurchblutung verzichtet werden. 17 Nephrotomien wurden ausschließlich verklebt, 24 wurden zusätzlich durch oberflächliche Nähte gesichert (Tabelle 2).

Tabelle 1. Nierenparenchymverschluß durch Fibrinkleber

Nephrolithotomie	28
Polresektion	6
Tumorenukleation	6
extrakorporale Tumorresektion	1
gesamt	41

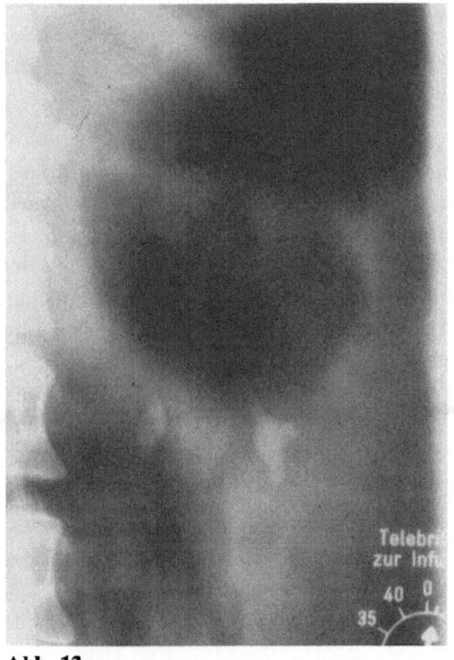

Abb. 13

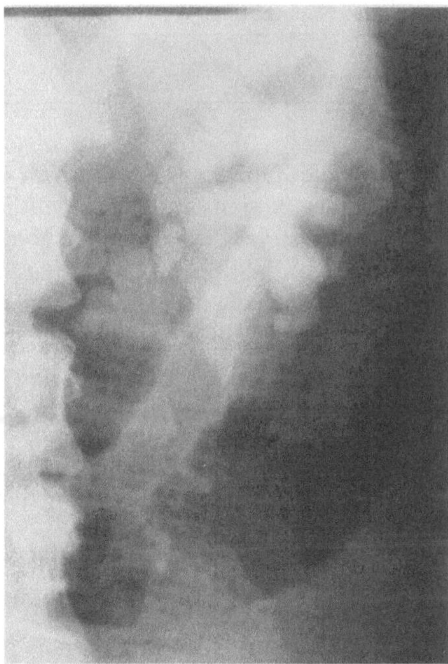

Abb. 14

Abb. 13 u. 14. Übersichtsaufnahme und Ausscheidungsurographie bei Nierenbeckenventilstein und Kelchausgußstein (Frau, 37 J.)

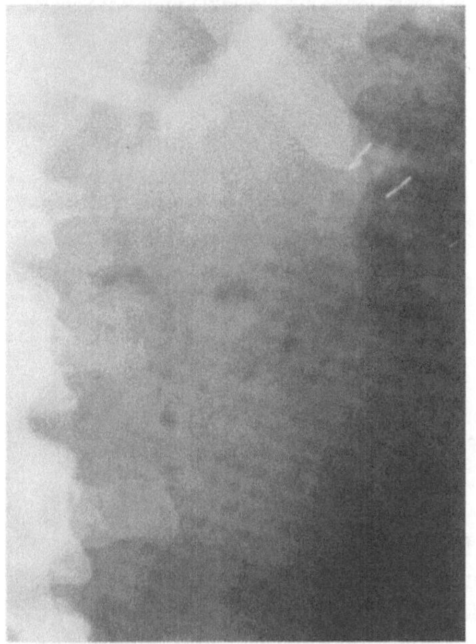

Abb. 16

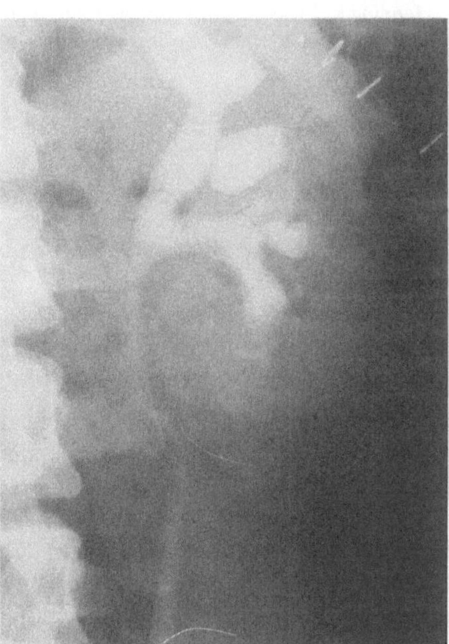

Abb. 17

Abb. 16 u. 17. Übersichtsaufnahme und Ausscheidungsurographie sieben Tage nach Pyelolithotomie und longitudinaler Nephrolithotomie am unteren Nierenpol und Nierenparenchym-Versorgung durch Zwei-Komponenten-Fibrinkleber (Frau, 37 J.)

Tabelle 2. Nephrotomie-Verschluß durch Fibrinkleber

Ischämie	+22	−19
Parenchymnaht	+24	−17

Obwohl die Zahl der Nephrotomien seit Einführung der modernen Behandlungsverfahren des Nierensteinleidens deutlich zurückgegangen ist, bleiben der Nierenbeckenausgußstein, die segmentale Hydronephrose und der Nierentumor in Einzelnieren klare Indikationen für transparenchymale Nierenoperationen. Nachdem vor allen Dingen auch die tierexperimentellen Untersuchungen von Goldmann u. Rüsing (1) gezeigt haben, daß der Parenchymverlust nach Nephrotomie-Verklebung wesentlich geringer ist als der nach Nierenparenchymnaht, und nachdem auch klinische Erfahrungen gezeigt haben, daß das Risiko einer Nachblutung oder Urinextravasation nach Nierenparenchym-Klebung in keiner Weise erhöht ist, halten wir den Einsatz von Zwei-Komponenten-Fibrinklebern zur Nierenparenchym-Versorgung für eine entscheidende Verbesserung der konventionellen Nierenparenchym-Operationen.

Literatur

1. Goldmann A, Rüsing K (1985) Experimentelle Untersuchungen zur Fibrinklebung am Nierenparenchym. In: Melchior H (Hrsg) Fibrinklebung in der Urologie. Springer, Berlin Heidelberg New York
2. Henning K, Urlesberger H (1984) Nierenparenchym-Operationen mit Fibrinklebung. In: Scheele J (Hrsg) Fibrinklebung. Springer, Berlin Heidelberg New York

Diskussion

Nebenwirkungen

Bedenken gegen den großzügigen Einsatz von Human-Fibrinklebern in der Nierenchirurgie begründen sich im wesentlichen auf drei potentielle Nebenwirkungen:
1. lokal-allergische Gewebsreaktionen,
2. toxisch-allergische Systemreaktionen,
3. Gefahr der Infektionsübertragung (z.B. Hepatitisviren).

Lokal-allergische Gewebsreaktionen konnten in den bisher durchgeführten Tierexperimenten in keinem Fall beobachtet werden. Auch in den klinischen Fällen, in denen nach Applikation von Fibrinklebern am Nierenparenchym eine Reintervention erforderlich wurde, fand man in keinem Fall einen Anhalt für lokale Abwehr- oder Entzüngungsreaktionen, welche auf die Applikation von Fibrinklebern zurückzuführen wären.

Systemisch-allergische Zeichen in Form von Urtikaria, Atem- oder Kreislaufbeschwerden sind in keiner der Kliniken aufgetreten, welche seit vielen Jahren Human-Fibrinkleber großzügig einsetzen. Auch wurde bisher kein Fall von Non-A-/Non-B-Hepatitis oder Hepatitis B nach Fibrinklebung bekannt.
Aufgrund dieser Fakten und der bisherigen Erfahrungen aller Anwender wird der Einsatz von Fibrinklebern allgemein als unbedenklich angesehen.

Komplikationen

Es wurde ausgiebig diskutiert, ob speziell bei Nierenparenchym-Operationen durch das Einbringen von Fibrinkleber in das Nierenhohlsystem oder in eröffnete Nierenvenen Komplikationen auftreten könnten. Tierexperimentelle Untersuchungen hatten gezeigt, daß Fibrinkleber eröffnete Venen zwar okkludieren können. Komplikationen durch abgeschwemmte Mikrothromben wurden aber weder tierexperimentell noch klinisch beobachtet.
Auch Inkrustationen oder Steinbildung durch Kontakt von Urin mit Fibrinklebern sah man bei großzügigem Einsatz in der Nierensteinchirurgie nicht. Selbst wenn man infizierte Magnesium-Ammonium-Phosphatsteine durch multiple radiäre Nephrotomien entfernte und diese mit oder ohne Nierenischämie ausschließlich durch Fibrinklebung versorgte, wurden von keinem der Anwender postoperativ Inkrustationen im Nierenparenchym oder eine frühe Rezidiv-Steinbildung nachgewiesen.

Klebetechnik

Bezüglich der Klebetechnik gingen die Meinungen auseinander: schnelle oder langsame Klebung, Ischämie – ja oder nein, auxilliäre Parenchymnaht oder nicht, adjuvantes Kollagenvlies oder autoplastisches Material waren die Schwerpunkte der Diskussion.
Ein weitgehender Konsens wurde erzielt, zum Verschluß von Nephrotomien ohne Ischämie der schnellen Klebung mit hohen Thrombinkonzentrationen (bis 500 IE/ml) unter digital-manueller Kompression der Wundränder den Vorzug zu geben, da bei langsamer Klebung die Gefahr der Kleberausschwemmung relativ groß ist. Dagegen ist unter Ischämie-Bedingungen der Einsatz von langsam klebenden Fibrinogen-Thrombin-Gemischen (50–100 IE/ml Thrombin) günstiger, da diese Korrekturen der Parenchymadaptation erlauben. Allerdings braucht die Ischämie nicht während der gesamten Wundkompressionszeit aufrecht gehalten zu werden; es genügt etwa die erste Kompressionsminute.
Eine Sicherung radiärer Nephrotomien durch Naht ist nach Fibrinklebung im allgemeinen nicht erforderlich. Die meisten Anwender begnügen sich damit, die geklebte Nephrotomie mit der Faserkapsel zu decken. Anders dagegen die Versorgung des offenen Nierenparenchyms nach Nierenpolamputation, Heminephrektomien, oder organerhaltende Nierentumor-Operation: Bei diesen Eingriffen empfiehlt es sich, die freie Nierenparenchymfläche mit Kollagenvlies, Nierenfettkapsel oder Peritonaeum zu decken und durch Fibrinkleber zu versiegeln, nachdem spritzende Blutgefäße durch Umstechungsligatur versorgt worden sind. Da durch nicht ganz gleichmäßige

Verklebung die Möglichkeit einer regionären Unterblutung und damit der Ablösung der Versiegelungssubstanz besteht, wird von allen Anwendern die Sicherung durch oberflächliche Kapselnähte empfohlen.
Nierenfisteln oder Inkrustationen im Bereich versiegelter, freier Nierenparenchymflächen sind bisher nicht beobachtet worden.
Die Frage, ob eine zusätzliche Infrarot-Koagulation von freien Nierenparenchymflächen sinnvoll und empfehlenswert ist, konnte in der Diskussion nicht beantwortet werden. Es wurde jedoch darauf hingewiesen, daß durch die Koagulation eine Nekrosezone entsteht, die eigentlich durch die Fibrinklebung vermieden werden sollte.

C. Genitale und unterer Harntrakt

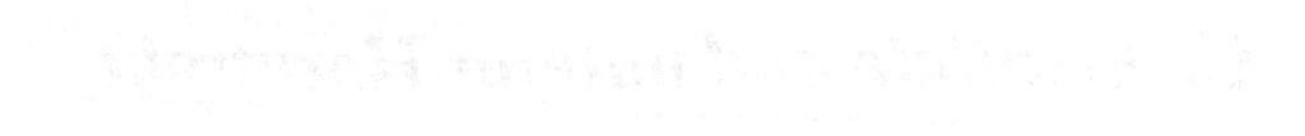

Anwendung von Fibrinkleber bei plastisch rekonstruktiven Eingriffen am kindlichen Genitale

CH. SPEHR

Einleitung

Bei plastischen Operationen wird das kosmetische Resultat entscheidend beeinflußt durch den Verlauf der Wundheilung. Wird ein solcher Eingriff im Kindesalter erforderlich, ist ein gutes Operationsergebnis insofern besonders wichtig, als es sich auch unter Wachstumsbedingungen bewähren muß. Die Situation wird bei Kindern noch dadurch kompliziert, daß die altersbedingt lebhaften Patienten selten die Einsicht in die Notwendigkeit heilungsfördernder Maßnahmen wie ruhiges Verhalten, fixierende Verbände oder gar Bettruhe aufbringen. Sie haben meistens keine Schmerzen und somit auch kein Krankheitsgefühl. Aus diesen Gründen ist ein möglichst rascher, störungsfreier Heilverlauf bei kindlichen Patienten von großer Bedeutung.

Das Ergebnis der Operation wird durch 2 Gruppen von Faktoren beeinflußt. Für den Chirurgen unabänderliche Gegebenheiten sind Alter des Patienten, lokale Haut- und Gewebsbeschaffenheit, Keloidneigung und vor allem Art und Ausmaß des zu behebenden Defektes. Hingegen liegen allein in der Hand des Operateurs die Wahl des optimalen Operationstermins, seine Erfahrung, Können und Fantasie, die in der Schnittführung, einer subtilen atraumatischen Arbeitsweise und der Aufgeschlossenheit gegenüber neuen Techniken zum Ausdruck kommen; kurz das, was man als das „richtige Gespür für das Machbare" bezeichnet.

Nach Clodius ist die beste Therapie unschöner Narben ihre Prophylaxe [1]. In der rekonstruktiven Chirurgie bedeutet die mißglückte Narbe aber nicht allein ein schlechtes kosmetisches Resultat, sondern oftmals auch eine schwerwiegende Funktionsstörung. Daher ist eine Substanz, welche die Wundheilungsphase abkürzt, eine sichere Blutstillung bewirkt und reizfrei resorbiert wird, von hohem Wert.

In Form des Fibrinklebers steht uns ein solcher Stoff seit 1974 zur Verfügung. Seine Eigenschaften und Anwendungsmöglichkeiten im Rahmen plastisch rekonstruktiver Eingriffe am kindlichen Genitale sollen hier abgehandelt werden.

Eigenschaften des Fibrinklebers

Die wichtigsten Voraussetzungen für die Verwendung eines Klebers sind *gute Gewebsverträglichkeit* und *fehlende Fremdkörperreaktionen.* Beides trifft für den Fibrinkleber zu. Es handelt sich um eine human-biologische Substanz, die innerhalb von 6 bis 14 Tagen vollständig abgebaut wird. Die Resorptionsdauer ist abhängig von der Menge des verwendeten Klebstoffes.

Fibrinklebung in der Urologie
Hrsg. von H. Melchior

Das durch das Fibrin entstehende „Fasernetz" bildet Leitschienen für das Einsprossen von Kapillaren in das Wundgebiet. Es begünstigt die Bildung von Granulationsgewebe und vermindert die Gefahr einer bakteriellen Besiedelung.

Diese *heilungsfördernden* und *infektionshemmenden Eigenschaften* sind besonders erwünscht bei allen Korrekturen der ableitenden Harnwege, wo bereits minimale Defektheilungen zur Fistelbildung führen. Deshalb haben wir seit 1977 bei derartigen Eingriffen Fibrinkleber routinemäßig eingesetzt. Bei insgesamt 76 Harnröhrenplastiken – davon 7 Blasenextrophien, 65 Hypo- und 4 Epispadien – sahen wir lediglich bei einem Jungen, der sich wiederholt die Verbände abgerissen hatte, 2 kleine Fisteln. Zweimal kam es zur Infektion – möglicherweise durch eine zu großzügige Verwendung von Fibrinkleber – als bei der Korrektur einer Blasenextrophie Cystektomie und Penisplastik in einer Sitzung durchgeführt wurden. Es ist daher im Sinne einer raschen Wundheilung angebracht, den Kleber in dünner Schicht aufzutragen. Er eignet sich nicht zum Auffüllen von Hohlräumen, es sei denn, er dient als Vehikel für Spongiosa oder Epidermisbrei.

Ein weiterer Vorteil bei der Anwendung von Fibrinkleber ist seine gute *hämostyptische Wirkung*. Gerade bei Operationen am Genitale besteht infolge des Gefäßreichtums eine erhöhte Neigung zur Hämatom- und Ödembildung. Für die komplikationslose Heilung ist daher eine besonders sorgfältige Blutstillung bei ungestörter Blutzirkulation erforderlich. Sowohl punktförmige als auch diffus flächenhafte Blutungen, wie sie z. B. an den Corpora cavernosa entstehen, lassen sich durch direkte Applikation des Klebers auf das Wundgebiet oder unter Zuhilfenahme von Kollagenvlies als Trägersubstanz plombieren. Nur bei starker Blutung ist für eine Versiegelung die kurzfristige Blutleere unumgänglich; anderenfalls würde der Kleber vor der Polymerisation vom Blutstrom abgehoben und fortgeschwemmt werden (Abb. 1a-b). Es erübrigen sich aber immer eine längerdauernde Ischämie und zeitraubende, traumatisierende, meist ineffektive Umstechungen und Ligaturen. Ebenso kann man auf eine elektrochirurgische Blutstillung mit der Gefahr nachfolgender Verbrennungsnekrosen verzichten. Drainagen zum Abfluß des Wundsekrets sind nicht erforderlich.

Material und Methode

Am Beispiel einer Hypospadiekorrektur sollen die wesentlichen Aspekte bei der Anwendung und Handhabung des Klebers unter dem Gesichtspunkt der Nahtabdichtung, der Verklebung von Gewebsspalten, der flächenhaften Hautfixierung und der Möglichkeit des Nahtersatzes dargestellt und Fehlerquellen aufgezeigt werden. Die einzelnen Schritte der Operation sind aus den Abb. 2a-c ersichtlich.

Jeder wasserdichte Verschluß erfordert bei herkömmlicher Technik enggesetzte Nähte. Für die Harnröhrenplastik birgt dies die Gefahr der Minderdurchblutung mit nachfolgender Nekrose und das Risiko einer Defektheilung mit Fistelbildung. Dagegen erlaubt das kombinierte Naht-Klebeverfahren – wie im vorliegenden Fall angewandt – locker gelegte Suturen in Form der fortlaufenden – oder Einzelnaht. Operationstechnisch bedingte Schäden werden dadurch vermieden.

Ausgedehnte Hautmobilisationen, wie sie bei diesen Eingriffen erforderlich sind, hinterlassen große Wundflächen (vgl. Abb. 1a–b). Hier kann Fibrinkleber zur flä-

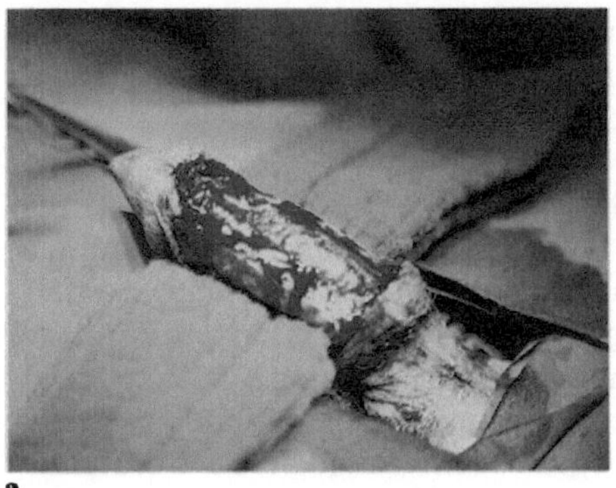

a

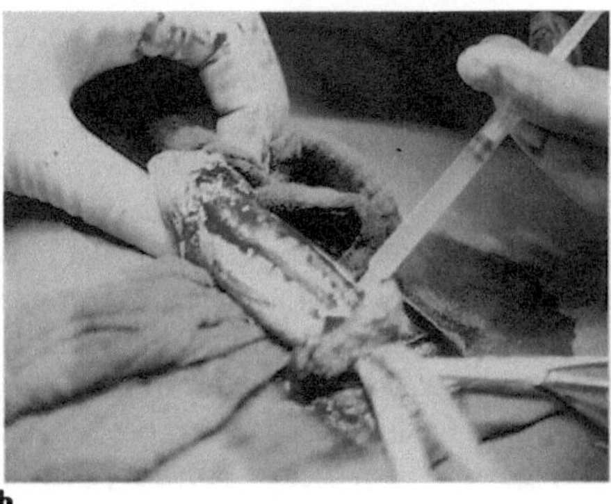

b

Abb. 1a Zur Blutstillung bei diffus flächenhafter Blutung aus den Corpora cavernosa wird eine Thrombinkonzentration von 500 INH-E pro ml mit einer Aprotininkonzentration von 3000 KIE pro ml auf die Fibrinogenschicht aufgebracht (Eine simultane Applikation und bessere Vermischung beider Komponenten ist durch Verwendung der Vormischspritze „Duploject“ möglich). **b** Bluttrockenheit nach Öffnen der Blutleere

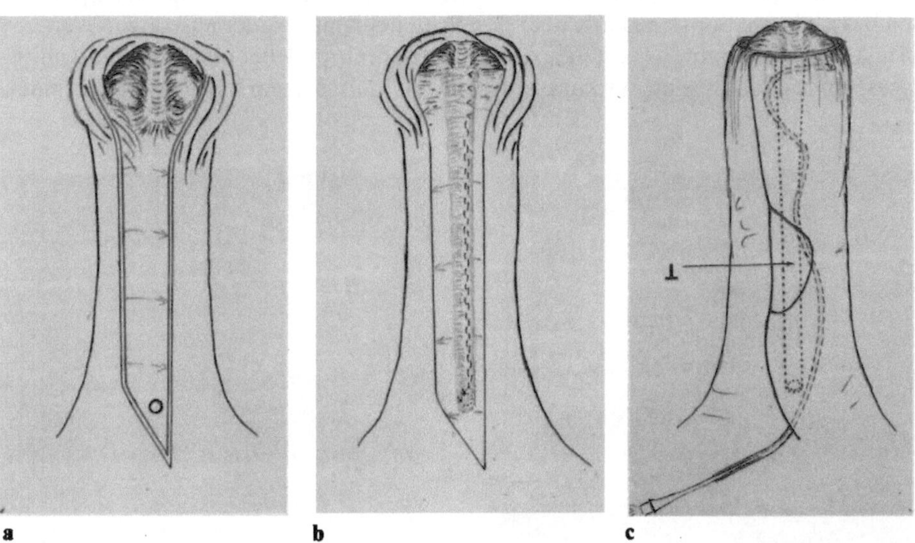

a b c

Abb. 2a-c. Schematische Darstellung einer Hypospadiekorrektur. **a, b** Der rot geränderte Hautstreifen wurde nach Ablösen seines rechten Randes durch intracutane Naht zu einem Rohr umgewandelt. **c** Die Deckung des verbliebenen Defekts erfolgte durch ausgiebige Mobilisierung der Haut auf der linken Seite des Penisschaftes und unter Zuhilfenahme eines kleinen Vollhauttransplantates. (Durch Pfeil markiert). Zum Schluß wurde das gespaltene Praeputium zu einem Ring vereinigt. Das für die „abschließende Klebung“ vorgesehene Schienchen (gelb) liegt subkutan und besitzt keine zusätzlichen Perforationen. Es wurden als Kleberkomponenten tiefgefrorener FK (Tissucol) und die Aprotinin-Calciumchlorid-Thrombinlösung in *niedriger* Thrombinkonzentration (4 NIH-E/ml) und *unverdünnter* Aprotininkonzentration (3000 KIE/ml) mittels Duplojectspritze vermischt und injiziert

chenhaften Verschweißung von Haut oder Transplantaten mit dem Penisschaft eingesetzt werden. Seine dünnflüssige Beschaffenheit gewährleistet die Versiegelung selbst kleinster Gewebsspalten und bedeutet somit eine zusätzliche Prophylaxe gegen das Auftreten von Fisteln. Des weiteren erlaubt die zuverlässige Verklebung der Haut mit dem darunterliegenden Gewebe die Einsparung von Hautnähten, da kein Zug mehr auf den Wundrändern lastet. Wir beschränken uns daher bei Harnröhrenplastiken auf eine fortlaufende wundrandnahe subkutan- oder intrakutane Naht.

An dieser Stelle sei nochmals darauf hingewiesen, daß der Fibrinkleber sparsam aufgetragen werden muß, so daß die Schicht nur einem kapillaren Spalt entspricht. Ein dünnes Fasernetz induziert die Kapillareinsprossung und die Bildung von Granulationsgewebe; ein dicker Fibrinteppich hingegen beeinträchtigt diesen Vascularisierungsprozeß im Sinne einer Barriere, wie die Untersuchungen an Kaninchenohren von Edinger et al. ergeben haben [2]. Darüberhinaus wird durch die längere Fibrinolysedauer die Möglichkeit einer Infektion erhöht.

Eine zu dicke Schicht kann auch unbemerkt durch Summation der verschiedenen Klebevorgänge entstehen. Um dieser Gefahr vorzubeugen, sind wir auf die Methode der „abschließenden Klebung" gekommen, bei der die verschiedenen Eigenschaften des Fibrinklebers in einem Arbeitsgang genutzt werden: Vor dem Wundverschluß wird in den zu versiegelnden Bereich ein dünner Schlauch eingelegt. Über den wird nach beendeter Hautnaht der Kleber appliziert, während man gleichzeitig die Sonde langsam zurückzieht (Abb. 2 c). Der noch dünnflüssige Klebstoff wird durch mäßige Kompression gleichmäßig verteilt und erreicht dadurch auch feinste Gewebsspalten. Die überschüssige Substanz kann über den Schienenkanal wieder austreten. Weitere Vorteile dieses Verfahrens bestehen darin, daß der Fibrinkleber erst an der endgültig ausgespannten Haut seine Wirkung entfaltet und nur sparsam mit den Hautschnitt-

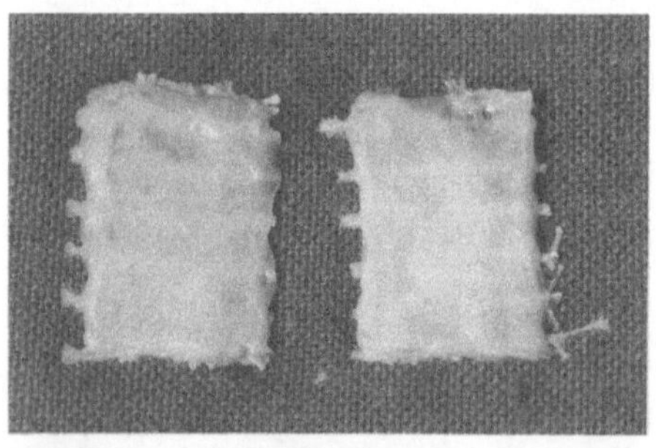
a

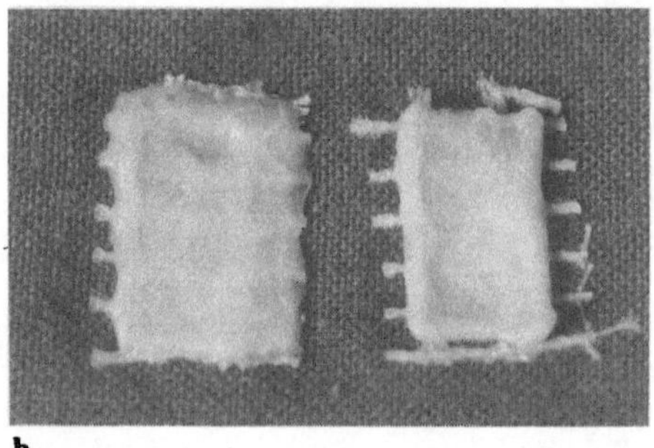
b

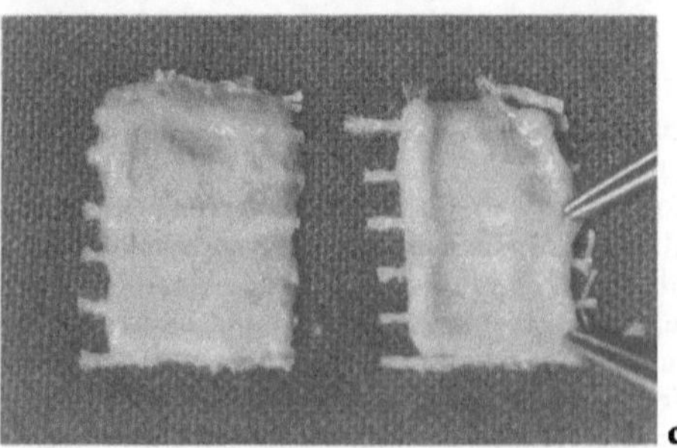
c

Abb. 3a Auf das rechte von 2 etwa gleichgroßen Vollhauttransplantaten wurde FK aufgetragen (Thrombinkonzentration 4 NIH-E pro ml). **b** Es kommt zur Einkrempelung der freien Wundränder. **c** Dieser Vorgang ist vor erfolgter Polymerisation reversibel. (Fotos Sker Freist, Neurochirurgie Universität Hamburg)

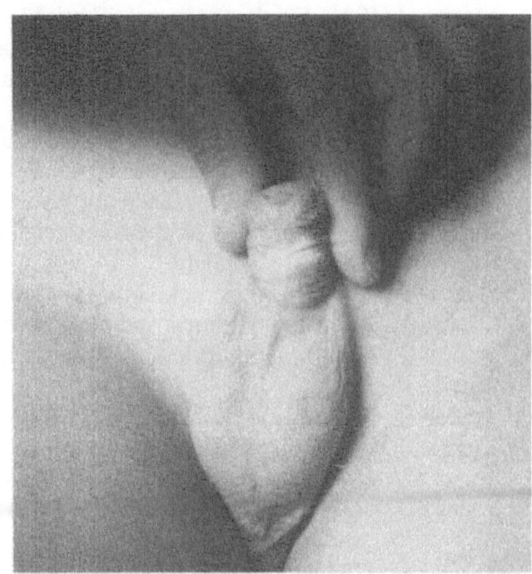

Abb. 4. Kaum kenntliche Längsnarbe nach Korrektur einer skrotalen Hypospadie. Das Transplantat hat sich der Umgebung perfekt angepaßt

rändern in Berührung kommt. Auf diese Weise wird die durch den Kleber verursachte reversible Hautschrumpfung und die Einkrempelung der freien Wundränder verhindert (Abb. 3a–c). Man vermeidet damit Wundrandnekrosen, die durch ungenaue Hautadaptation und bewegungsmechanische Insulte hervorgerufen werden können. Dies ist von besonderer Bedeutung auch bei der Verwendung von Spalt- oder Vollhauttransplantaten. Es empfiehlt sich daher, den Fibrinkleber nur auf das Transplantatbett aufzutragen und anschließend das exakt vorgeschnittene Transplantat gut ausgespannt anzutamponieren. Auf einem bewegungsarmen Transplantatgrund bedarf es keiner weiteren Fixation. Bei der Defektdeckung am Penis ist es jedoch ratsam, den Patch mit einigen Situationsnähten am Schaft anzuheften und zusätzlich die Ränder zu fixieren, da bei einer Erektion große Scherkräfte auftreten und das Transplantat verschieben können.

Schließlich sollte man im Hinblick auf einen möglichen weiteren Eingriff im Auge haben, daß die Fibrinklebung zu einer völlig reizlosen Verwachsung auch verschiedenartiger Gewebe führt und somit bei der Wiedereröffnung eines Operationsgebietes auch physiologische Gewebsspalten verschlossen sein können. Die Zartheit dieser Vernetzung schränkt die Verschieblichkeit einzelner Gewebsschichten gegeneinander jedoch nicht ein. Bemerkenswert sind nach Fibrinklebung die weichen, dehnungsfähigen Narben, die auch dann resultieren, wenn bei der Schnittführung die Skin tension lines nicht berücksichtigt wurden (Abb. 4).

Literatur

1. Clodius L (1973) Die Praxis der Chirurgie der Narben. Chir Prax 17: 455
2. Edinger D, Mühling J, Schröder F, Will Ch, Herne WD (1982) Experimentelle Klebung von Vollhauttransplantaten. Buchtitel: Fibrinkleber in Orthopädie und Traumatologie. 4. Heidelberger Orthopädie-Symposium S 210–217. Verlag Thieme
3. Holle J, Freilinger G, Frey M, Mandl H (1979) Fibrinklebung in der rekonstruktiven Chirurgie. 3. Deutsch-Österreichisch-Schweizerische Unfalltagung in Wien, 3.–6. Okt. 1979 (Hefte zur Unfallheilkunde: 148: 828–831

4. Matras H (1981) Erfahrungen mit „Fibrinkleber" im Gesichtsbereich. Symposium „Anwendung von Fibrinkleber in operativen Fächern" Graz 1981, Verlag Immuno, Wien S 83–86
5. Rupp G (1983) Klinische Applikationsmöglichkeiten der Fibrinklebung im Bereich der Haut. Zeitschr: Haemostaseologie 1: 40–43
6. Schargus G, Neckel C, Mühling J (1982) Klinische Anwendung des Fibrinklebesystems bei der Klebung von Hauttransplantaten. Dtsch Z Mund-Kiefer-Gesichts-Chir 6: 296–298
7. Spängler HP (1976) Gewebeklebung und lokale Blutstillung mit Fibrinogen, Thrombin und Blutgerinnungsfaktor XIII (Experimentelle Untersuchungen und klinische Erfahrungen) Wiener Klin Wschr 88: 1–18 Supll 49
8. Staindl O (1977) Die Gewebeklebung mit hochkonzentriertem humanem Fibrinogen am Beispiel der freien, autologen Hauttransplantation. Arch Oto-Rhino-Laryngologie, 217: 219–228
9. Staindl O (1979) Spalthautklebung in der Kopf-Hals-Chirurgie. Dtsch Z Mund-Kiefer-Gesichts-Chir 3: 38–42
10. Staindl O, Chemlicek-Feuerstein C (1982) Fibrinklebung in der Hals-Nasen-Ohrenheilkunde und Kopf-Halschirurgie. Buchtitel: Fibrinkleber in Orthopädie und Traumatologie. IV. Heidelberger Orthopädie-Symposium S 218–224, Verlag Thieme Stuttgart NY
11. Staindl O, Chmelicek-Feuerstein C (1983) Narben und Narbenkorrekturen. HNO 31: 183–192

Harnröhrenfistelverschluß mit Peritonealpatch und Fibrinklebung

H. Riedmiller, J. W. Thüroff

Die Autotransplantation von Peritoneallappen ist zur Deckung vieler Organdefekte verwendet worden. Beispiele hierfür sind die Gastrointestinal- [1,3,8] und Kardiovascularchirurgie [2,7,9].

In der Urologie hat sich der Einsatz gestielter interponierter Peritonealpatches zum sicheren Verschluß vesikovaginaler Fisteln [5] wie auch zum partiellen Blasenersatz [4,6,10] bewährt.

Freie Peritoneallappentransplantate zur Ummantelung des proximalen Harnleiters helfen bei Rezidivniereneingriffen, Harnleiterverziehungen und -verbackungen zur Umgebung zu vermeiden.

Auch die Deckung größerer Defekte mit einem freien Peritonealpatch ist problemlos möglich: Bei einer Patientin mit beidseitigem Nierenbeckentumor wurde auf beiden Seiten in zwei Sitzungen der tumortragende Nierenbeckenanteil entfernt (Abb. 1a) und das Nierenbecken mit einem freien Peritonealpatch rekonstruiert (Abb. 1).

So liegt der Einsatz freier Peritonealtransplantate zum Fistelverschluß in der Harnröhrenchirurgie nahe. Die Fibrinverklebung der interponierten Patches stellt hierbei eine sinnvolle Ergänzung dar.

Die Entstehung urethrokutaner Fisteln und deren Rezidive sind eines der Hauptprobleme der Hypospadiechirurgie; und die Vielzahl der in der Literatur beschriebenen Verfahren zum Fistelverschluß demonstriert die Insuffizienz der meisten dieser Methoden.

Wir haben bei 9 mehrfach voroperierten Hypospadiekindern einen Fistelverschluß mit Tunica vaginalis-Interponat und Fibrinverklebung durchgeführt. In einem Fall wurden bei einem Knaben zwei Fisteln verschiedener Lokalisation auf diese Weise versorgt. In allen 10 Fällen war der Fistelverschluß dauerhaft erfolgreich.

Das folgende Beispiel soll die Methode kurz demonstrieren.

Nach Versorgung einer proximal penilen Hypospadie nach Duckett war bei diesem 3jährigen Knaben 7 Monate postoperativ eine proximale Harnröhrenfistel mit Patch und Fibrinklebung verschlossen worden. Im weiteren Verlauf kam es zur Ausbildung einer distalen urethrokutanen Fistel, die auch im Miktionszysturethrogramm fadenförmig zur Darstellung kommt (Abb. 2a).

Abbildung 2b zeigt die Ausgangssituation vor dem zweiten Fistelverschluß, die Knopfsonde ist in den Fistelgang eingelegt.

In üblicher Weise erfolgt zuerst die Umschneidung der kutanen Fistelmündung und dann die vollständige Exzision des gesamten Fistelganges (Abb. 2c).

Fibrinklebung in der Urologie
Hrsg. von H. Melchior

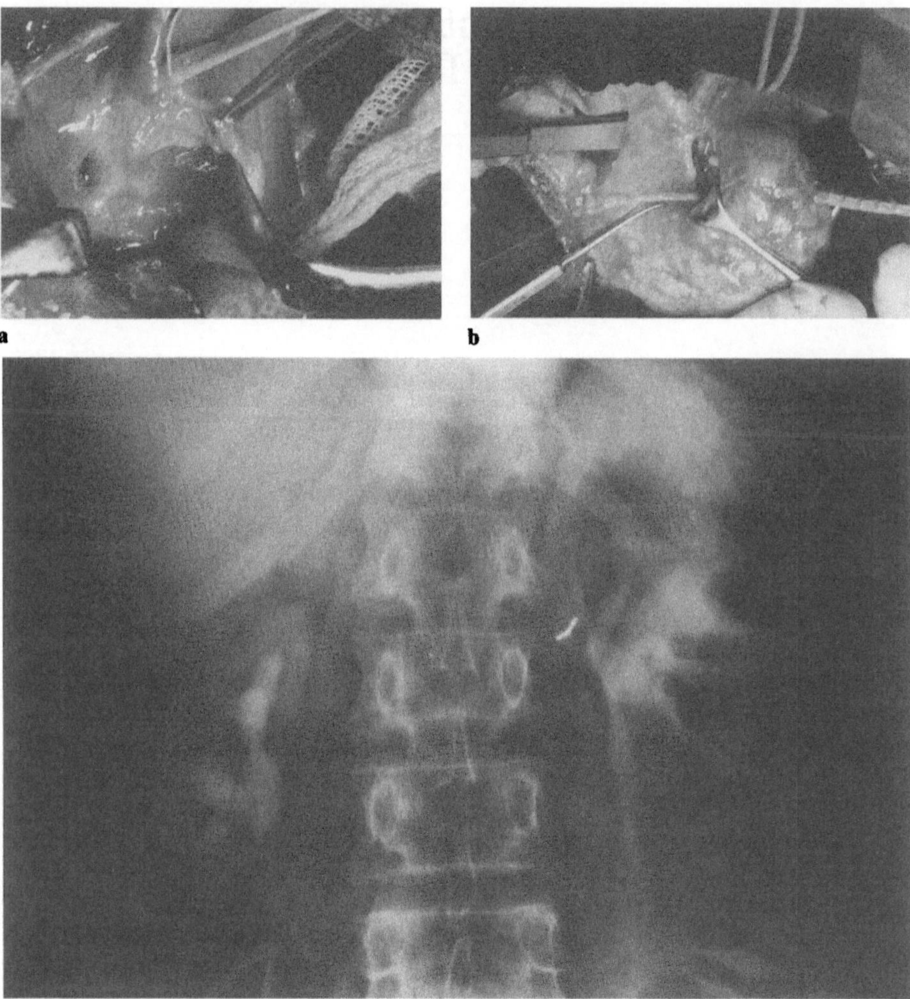

Abb. 1a-c. **a** 56jährige Patientin mit beidseitigem Nierenbeckentumor. Zustand nach Resektion des tumortragenden Nierenbeckenanteils. **b** Defektdeckung am Nierenbecken mit freiem Peritonealtransplantat. **c** Postoperatives IVP nach beidseitigem partiellen Nierenbeckenersatz mit Peritoneum

Die Urethra wird mit invertierenden Nähten verschlossen.

Nach querer Inzision des Skrotalfaches und Herausluxation des Hodens samt seinen Hüllen wird ein Tunica vaginalis-Patch entsprechender Größe entnommen. Die Hodenhüllen werden – sofern möglich – wieder verschlossen und die Skrotalinzision vernäht. Der entnommenen Patch wird mit der Serosaseite urethralwärts über die verschlossene Harnröhre gedeckt und mit Fibrinkleber fixiert (Abb. 2d).

Letztlich wird der dreischichtige Fistelverschluß durch die Hautnaht komplettiert (Abb. 2e). Der transurethrale Katheter wird zur Schienung der Harnröhre für 2 bis 3 Tage belassen, die Urinableitung erfolgt ca. 8 Tage über einen suprapubischen Zystofixkatheter.

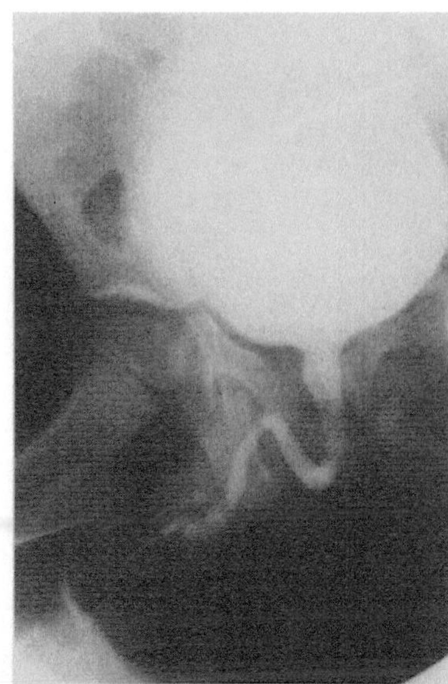

Abb. 2a 3jähriger Hypospand, distale urethrokutane Fistel bei Status post Duckett; MCU

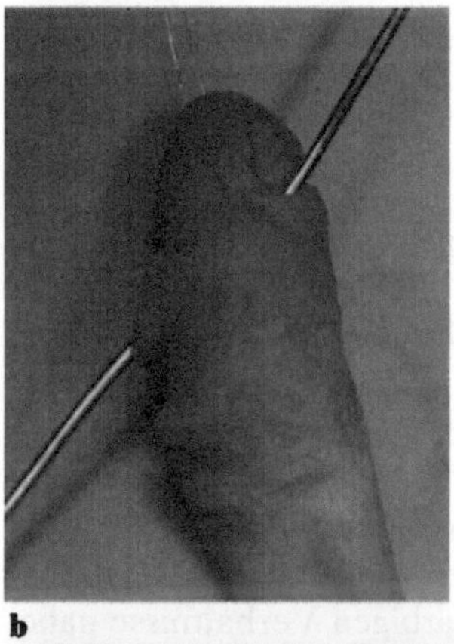

b 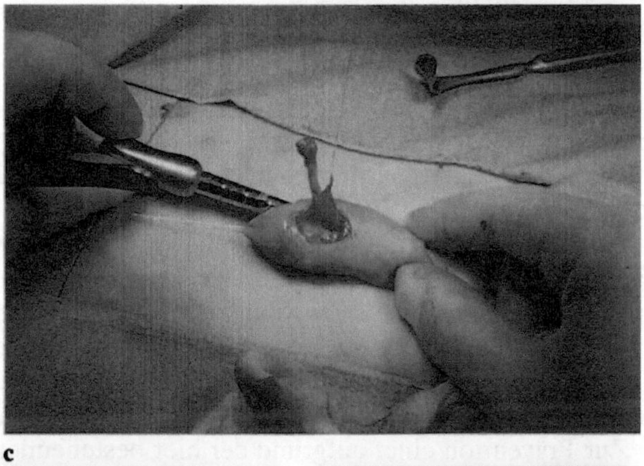 c

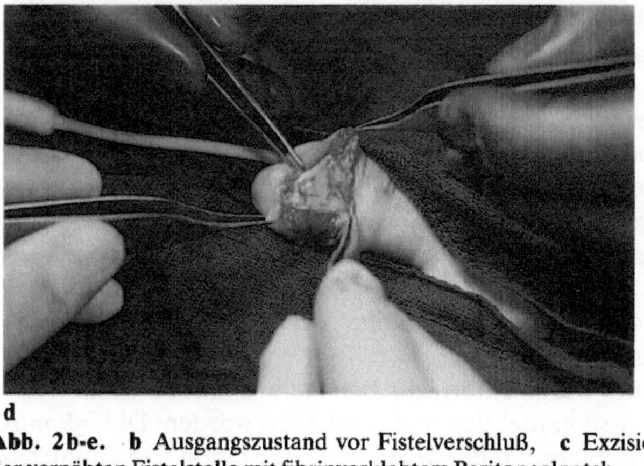

d 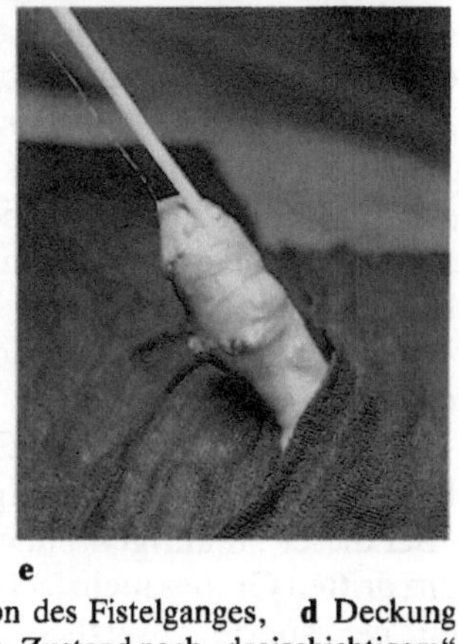 e

Abb. 2b–e. b Ausgangszustand vor Fistelverschluß, **c** Exzision des Fistelganges, **d** Deckung der vernähten Fistelstelle mit fibrinverklebtem Peritonealpatch, **e** Zustand nach „dreischichtigem" Fistelverschluß

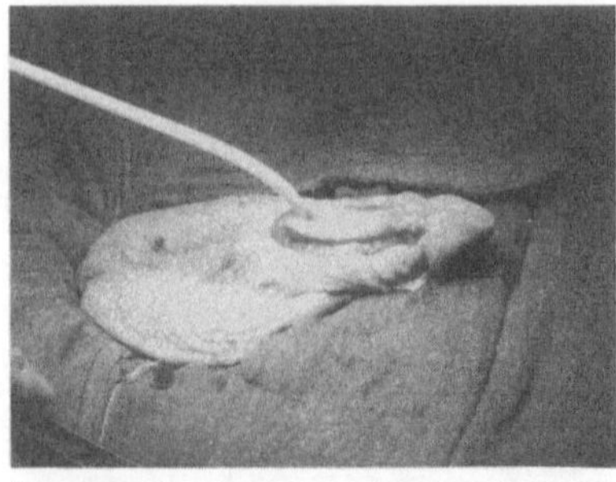

a

Abb. 3a-c. **a** 22jähriger „Hypospadie-Krüppel". Status post neunmaliger Vor-OP. Umschneidung der Harnröhrenrinne und des hypospaden Meatus, **b** Fibrinsprayverklebung des Peritonealpatches, **c** Zustand nach Rekonstruktion und Peritonealpatchdeckung der distalen Harnröhre

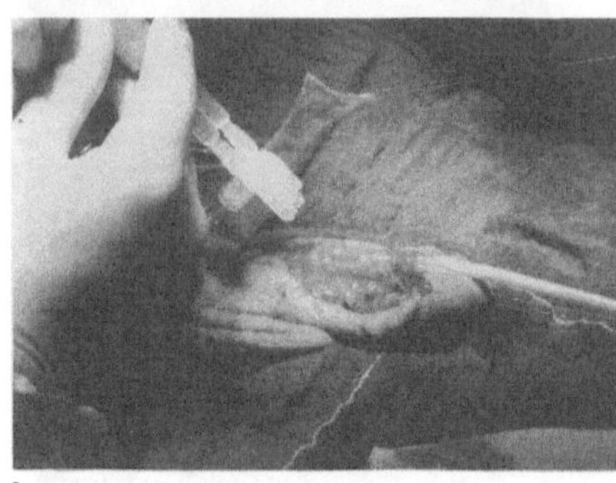

b

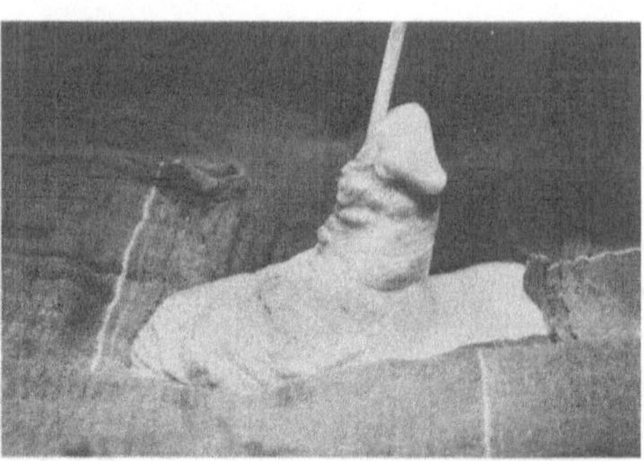

c

Derartige verklebte Interponate eignen sich natürlich auch zur Deckung langstrekkiger Harnröhrenareale.

Bei diesem mittlerweile erwachsenen Patienten waren 9 frustrane Hypospadieoperationen vorausgegangen, vorläufiger Endzustand war eine proximal penile Hypospadie mit erheblicher Vernarbung der distalen Penisschafthaut.

Die jetzige Versorgung erfolgte nach der Methode von Bengt-Johannson mit Umschneidung beidseits der Urethralrinne und des hypospaden Meatus (Abb. 3a), sowie Verschluß des Harnröhrenrohres mit invertierenden Einzelknopfnähten.

Zur Prävention einer aufgrund der hier bestehenden narbigen Verhältnisse naheliegenden Fistelbildung wird aus den Hodenhüllen ein großer Tunica vaginalis-Patch entnommen und hier mit Fibrinsprayverklebung mit dem Tissomaten über die verschlossene Harnröhre gedeckt (Abb. 3b). Dabei sorgt der vorgegebenen Druckluftstrahl für eine nahezu trockene Unterlage für den aufgegebenen Fibrinfilm und verhilft zu einer festen Fixation des Peritonealpatches. Weitere Vorteile der Sprayverklebung sind die breitflächige, dünnschichtige Auftragung des Fibrinklebers sowie die gute Durchmischung der beiden Klebekomponenten.

Abbildung 3c zeigt den Endzustand nach Hautverschluß mit durchaus befriedigendem kosmetischen Ergebnis.

Auch zur Versorgung von Fistelbildungen der weiblichen Harnröhre sind fibrinverklebte Patches natürlich geeignet.

Bei dieser 58jährigen Patientin waren extern zur Behandlung einer Streßinkontinenz dritten Grades mehrfache Tefloninjektionen durchgeführt worden. Die Inkontinenz persistierte, zusätzlich kam es jedoch durch Spontanperforation der Teflonkissen zur Ausbildung einer großen proximalen urethrovaginalen Fistel (Abb. 4a), die

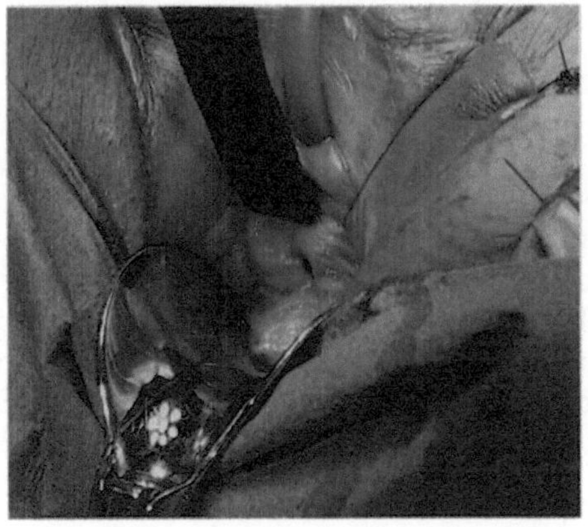
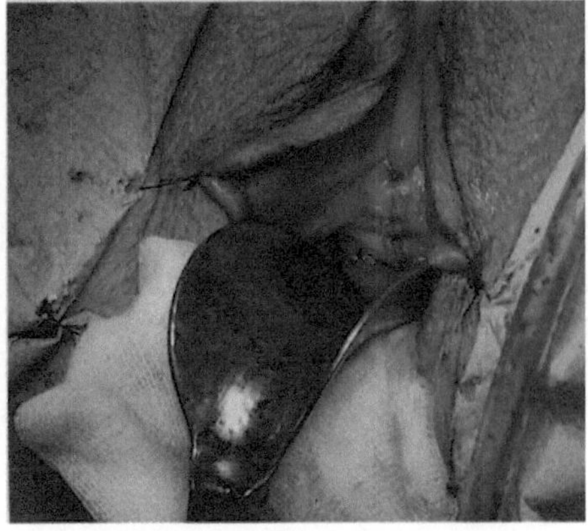

a b

Abb. 4a u. b. **a** Urethrovaginale Fistel nach Spontanperforation eines injizierten „Teflonkissens", **b** Zustand nach Fistelverschluß mit fibrinverklebten Peritonealpatch

nicht primär verschlossen werden konnte, da eine ausreichende Mobilisierung der Fistelränder in diesem ausgesprochen narbigen Gebiet nicht möglich war.

Der Fistelverschluß erfolgte hier mittels eines durch eine kleine Unterbauchinzision gewonnenen Peritonealpatches, der mit Fibrinklebung auf die Harnröhre fixiert wurde und mit dem Verschluß der vorderen Vaginalwand die zweischichtige Fisteldeckung ermöglichte (Abb. 4b).

Der Fistelverschluß war dauerhaft erfolgreich, die Streßinkontinenz ist in zweiter Sitzung durch Faszienzügelplastik ebenfalls behoben worden, wobei der interponierte Patch hier zusätzlich die Präparation der Urethra bei der zweiten Operation durch Ausbildung einer guten Verschiebeschicht erheblich erleichterte.

Literatur

1. Chester ST, Bell HG, McCorkle HJ (1949) The use of free peritoneal grafts in intestinal anastomosis. Surgery Gynec Obstet 89: 605
2. Fadali AM, Ramos MD, Topaz SR, Gott VL (1970) The use of autogenes peritoneum for heart valve replacement. J thorac cardiovasc Surg 60: 188
3. Gyurko G, Czehelmik R (1971) Closure of wounds of the stomach and pancreas with tissue adhesive and autoplastic peritoneum patch. An experimental study. Am Surg 37: 761
4. Hohenfellner R (1965) Experimentelle und klinische Untersuchungen über die Peritoneallappenplastik der Harnblase. Ann Univ Sarav (Med) 12: 108
5. Hohenfellner R, Janisch H, May P (1966) Zur Therapie gynäkologischer Harnleiter- und Blasenverletzungen. Urol int 21: 452
6. Jelly O (1970) Segmental cystectomy with peritoneoplasty. Urol int 25: 236
7. Kubicki B (1971) The formation of internal lining of arterial prostheses from free graft of parietal peritoneum in dog. Polish med J 10: 1031
8. Moore RM, Singleton AO (1951) Value of free grafts of peritoneum or pleura sealing large defects in the alimentary tract in the dog. Surgery Gynec Obstet 92: 466
9. Sterioff SJr, Smith GW (1972) Autogenous peritoneum as an arterial patch graft. Am Surg 38: 53
10. Tsuji I, Kuroda K, Fujieda J, Shiraiski Y, Kassai T, Ishida H (1963) A clinical and experimental study on cystoplasty not using the intestine. J Urol 89: 214

Diskussion

Wundheilung

Ein früher, vollständiger Wundverschluß ist Voraussetzung für ein gutes kosmetisches Resultat mit zarter Narbenbildung und zur Vermeidung von Keloidwucherungen. Zugleich ist der Wundverschluß infektionshemmend. In der Diskussion wird einhellig betont, daß speziell durch die Fibrinklebung bei plastisch-rekonstruktiven Eingriffen die Forderung nach einem möglichst frühen, vollständigen Wundverschluß erfüllt wird.

Hauttransplantationen

Das Risiko der gestielten und noch mehr der freien Hauttransplantation liegt in der Gefahr der unvollständigen Adaptation des Transplantates an den blutversorgenden Untergrund mit nachfolgender Abhebung und Nekrosebildung. Durch die konsequente Anwendung der Fibrinklebung können diese Komplikationen weitgehend vermieden werden, da nicht nur die primäre Adaptation und Fixation des Transplantates gesichert ist, sondern auch das Einsprossen von Fibroblasten in das Transplantat gefördert wird. Voraussetzung ist allerdings, daß der Fibrinkleber gleichmäßig in nicht zu dickem Film zwischen die Gewebsschichten eingebracht und die Gewebsschichten hinreichend lange unter gleichmäßigem Druck aufeinander gepreßt werden bis die Polymerisation abgeschlossen und der Kleber verfestigt ist. Während Frau Spehr es vorzieht, die beiden Kleber-Komponenten mittels dünner Plastikschläuche in die Gewebsspalten einzuspritzen, bevorzugen andere Anwender das Spray-Verfahren. Weitgehende Einigkeit bestand jedoch dahingehend, daß für plastisch-rekonstruktive Eingriffe niedrige Thrombin-Konzentrationen zur langsamen Klebung vorteilhaft sind.

Fistelverschluß

Die Hypothese, daß Fisteln, insbesondere Urinfisteln, durch Einbringung von Fibrinklebern dauerhaft verschlossen werden könnten, trifft auf Widerspruch. Allerdings können Fibrinkleber bei Fistel-Operationen sehr hilfreich sein, wenn man sie nach Exzision des Fistelganges zwischen die durch Naht adaptierten Gewebsschichten bringt.

Die Fibrinklebung bei Adenomektomie („Prostatektomie“)

G. Gasser, H. Mossig

Die postoperative Blutung aus der Prostataloge nach offener Adenomektomie ist neben der Infektion die wichtigste und den Patienten unmittelbar am meisten belastende Frühkomplikation, gleichgültig, welcher Zugangsweg gewählt wurde.

Die genaue Kenntnis der Blutversorgung von Prostata und Adenom verdanken wir Flocks [8]. Die urethralen Äste der Arteriae vesicales inferiores, soweit sie am Blasenhals einmünden, sind durch die verschiedenen Nahttechniken für die chirurgische Hämostase gut erreichbar. Anders jedoch die blutenden Gefäße in der Tiefe der Loge aus den Ästen des Ramus capsularis sowie aus dem Urethralstumpf selbst. Dazu kommt noch die gesteigerte fibrinolytische Aktivität des Prostatagewebes.

Zur Blutstillung in der Prostataloge wurden im Laufe der Zeit die verschiedensten Methoden angegeben:

1. Die schwierige, weil unübersichtliche lokale Koagulation oder Umstechung blutender Gefäße.
2. Die lokale Applikation hämostyptischer Lösungen mit dem Nachteil viel zu kurzer lokaler Wirksamkeit [24].
3. Die lokale Applikation fester hämostyptisch wirksamer Substanzen wie Gelfoam, Oxycell, Spongostan, Gelatine mit dem Nachteil fehlender oder sehr langsamer Resorption und den Gefahren von Infektion, Inkrustation und Katheterverschluß.

   Als einzige bisher bekannte Methode mit einer resorbierbaren Substanz wurde ein Schwamm von Ritter und später von Gaca angegeben, der in konischer Form durch einen Ballonkatheder in die Loge gedrückt wurde. Aus den 50iger Jahren sind zwei Publikationen bekannt, seither wurde darüber nicht mehr berichtet [10,21].
4. Da also die klassische Form der chirurgischen Blutstillung in der Prostataloge so schwierig ist, wurden verschiedene Methoden zur einfachen Tamponade in der Loge angegeben:
   a) Die Tamponade mit nicht resorbierbaren Streifen mit der hohen Infektionsrate und der Gefahr der Nachblutung bei Entfernung der Streifen.
   b) Die Einführung eines Ballonkatheters mit dem Ballon in der Loge, die den Nachteil wie alle Tamponaden hat, daß sie die spontane Kontraktion der Prostataloge insbesondere bei stärkerer Füllung verhindert, wie Goodyear und Beard dies nachweisen konnten [13, 14, 19, 20].
   c) Die verschiedenen Nahttechniken die außer dem „Katheterloch“ sozusagen die Loge vollkommen von der Blase trennen und so zu einer Autotamponade führen, hier wiederum mit den Gefahren einer gehäuften postoperativen Strikturbildung [3, 6, 7, 15, 18].

Fibrinklebung in der Urologie
Hrsg. von H. Melchior

5. Eine Methode von Bergmann et al. angegeben: die Dauerabsaugung der Prostataloge mittels eines Redondrains [4].
6. Die Adenomektomie in kontrollierter Hypotension [25].
7. Die systemische Anwendung verschiedener Hämostyptica [1,2,9,16,23].

Das nach tierexperimentellen Voruntersuchungen in die Humanmedizin schließlich eingeführte biologische Klebesystem, welches gleichzeitig für Wundheilung und Blutstillung bestens geeignet erschien, brachte uns auf die Idee – über eine Anregung von Lindner – dieses System auch bei der Prostatektomie bzw. Adenomektomie anzuwenden. 1976 konnten wir bereits über Tierversuche und die ersten Anwendungen beim Menschen berichten [5,11,12].

Bei der von uns modifizierten Operationstechnik, der sogenannten suprapubischen transvesikalen Adenomektomie, werden nach Enukleation des Adenoms Logen-Ecknähte bei 5 und 7 Uhr gesetzt und zwei quere Nähte vorgelegt, in die Loge die Proteinaseinhibitoren Trasylol und Epsikapron, sowie anschließend ein Gemisch von Thrombinlösung und Calciumchlorid instilliert. Dann werden Ballonkatheter und das auf ihm haftende fibrinogenbeschickte Collagenvlies, das nur als resorbierbares Vehikel für das Fibrinogen gedacht ist (Abb. 1), in die Loge vorgezogen, die Nähte geknüpft und dann der Ballon gefüllt (Abb. 2).

In letzter Zeit bedienen wir uns des sehr praktischen Tissomat-Spray-Set. Diese Methode wurde bisher bereits an 350 Patienten angewendet.

Zur Untersuchung der Effektivität dieser Methode haben wir unausgewählt 110 Patienten untersucht und in drei Gruppen eingeteilt:

1. Gruppe: bei der eine gewöhnliche transvesicale suprapubische Adenomektomie vorgenommen wurde,
2. Gruppe: bei der am Ballonkatheter nur das Collagenvlies befestigt wurde,
3. Gruppe: bei der das Verfahren in der publizierten Weise durchgeführt wurde. Der Ballonkatheter wurde nie über 20 ccm gefüllt.

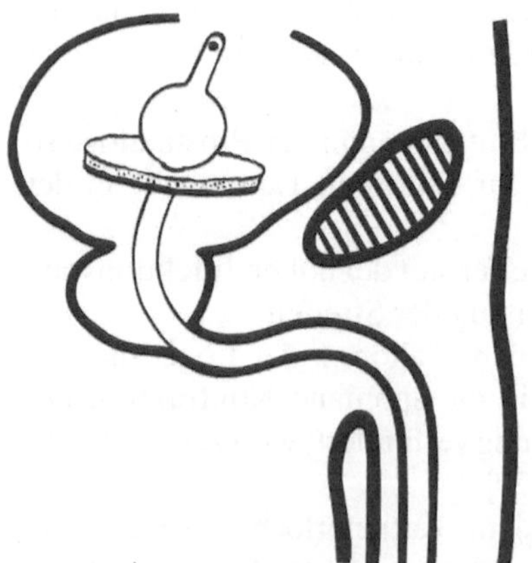

Abb. 1. Einführung des Ballonkatheters und Anbringen des Fibrin-Kollagensystems

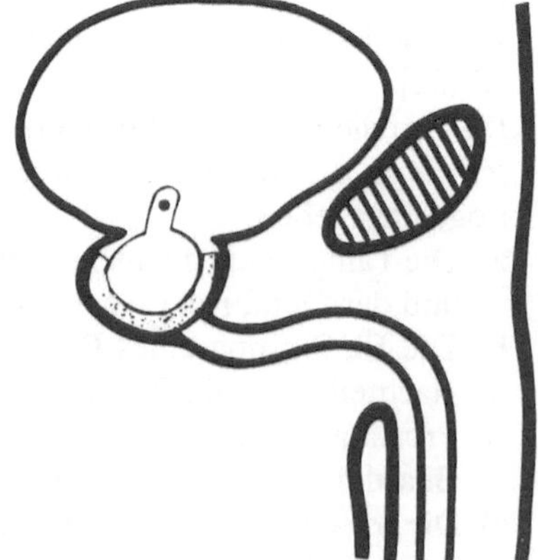

Abb. 2. Zustand nach Verklebung der Prostataloge

Der postoperative Blutverlust am Operationstag und an den folgenden beiden Tagen wurde unter Heranziehung des jeweils aktuellen Bluthämoglobins durch Messung der Harn- und Spülflüssigkeitsmenge und Bestimmung der Konzentration des Hämoglobins in diesen Flüssigkeiten berechnet [11].

Dabei zeigte sich ein entscheidender Unterschied im postoperativen Blutverlust besonders am Operationstag, an dem der errechnete durchschnittliche Blutverlust, in der mit Fibrinklebesystem versorgten Patientengruppe (Gruppe 3) mit 30,5 ± 4,7 ml signifikant unter dem Blutverlust der Vergleichsgruppe (Gruppe 1) ohne besondere Logenversorgung mit 60,6 ± 10,4 ml lag [12].

Insgesamt war der postoperative Blutverlust auch während der gesamten gemessenen Periode, in der mit Fibrinklebung versorgten Patientengruppe (Gruppe 3) mit 59,7 ± 10,3 ml signifikant unter dem der Vergleichsgruppe (Gruppe 1) mit 100,8 ± 13,7 ml.

Die nur mit einem Kollagenvlies versorgte Patientengruppe (Gruppe 2) hatte einen durchschnittlichen postoperativen Blutverlust (41,8 ± 7,1 ml für den Operationstag bzw. 82,6 ± 13,3 ml insgesaamt), welcher ohne statistisch signifikantenUnterschied höher als der durchschnittliche Blutverlust der Patienten mit Logenversorgung und Fibrinklebesystem (Gruppe 3) aber niedriger als der der Vergleichsgruppe (Gruppe 1) war.

Ein deutlicher Unterschied zeigte sich auch in der Anzahl der postoperativ zum adäquaten Blutersatz transfundierten Blutkonserven, wobei der adäquate Blutersatz durch tägliche Bestimmung von Hämoglobin und Hämatokrit kontrolliert wurde.

In der mit Fibrinklebesystem versorgten Patientengruppe (Gruppe 3) waren durchschnittlich 0,25 Konserven pro Patient und in der Kontrollgruppe (Gruppe 1) 0,71 Konserven pro Patient erforderlich [12].

Eine geringere Komplikationsrate, die postoperative Wundheilung betreffend, in der mit Fibrinklebesystem versorgten Gruppe (Gruppe 3) führte zu einem kürzeren durchschnittlichen postoperativen Spitalsaufenthalt [12].

Alle Patienten wurden bis zu zwei Jahre postoperativ nachuntersucht und weder unmittelbar nach der Operation noch später konnten lokale Veränderungen, z. B. Inkrustationen etc., als Folge der verwendeten Substanzen gefunden werden. Eine histologische Untersuchung eines Operationspäparates eines Patienten, der nicht diesem Kollektiv angehörte und der leider am 14. postoperativen Tag an einer Thromboembolie gestorben ist, ergab eine ideal heilende Wunde im Bereiche der Prostataloge.

Da aus der Literatur und den eigenen Erfahrungen bekannt ist, daß die Operationstagblutung, wie sie von Hryntschak richtiger statt Nachblutung bezeichnet wird, und der postoperative Blutverlust in den folgenden Tagen, bei offenen Operationen unabhängig von der verwendeten Technik nicht voraussehbar sind, scheint uns ein Vorschlag [22] diese Methode nur fallweise, das heißt bei stärkerer intraoperativer Blutung oder bei mit der üblichen Operationstechnik unbefriedigenden Hämostase anzuwenden, nicht die volle Indikationsbreite zu sein. Wir glauben, daß diese Methode auch für die Routine empfohlen werden kann, insbesondere weil die offene Operation immer mehr den größeren Adenomen vorbehalten ist.

Nach Leadbetter [17] muß die ideale Methode zur Adenomektomie erst gefunden werden und Hryntschak [15] hat als ideal die Operation ohne Blutverlust und ohne Katheter angegeben.

Nach unserer Ansicht ergeben sich bei Anwendung der Fibrinklebetechnik folgende Vorteile: die Möglichkeit einer geringen Füllung des Ballons des Operationskatheters, welcher der natürlichen Kontraktion der Prostataloge nicht mehr entgegenwirkt; der primäre Blasenverschluß; die möglichst frühzeitige Entfernung von Drainagen und Dauerkatheter sowie als Fernziel die Vermeidung von Nähten am Blasenhals.

Das hervorstechendste Ergebnis bei der zusätzlichen Verwendung des Klebeverfahrens war, daß praktisch postoperativ beginnend fast keine gravierenden Blutungsprobleme mehr vorhanden waren, damit eine Dauerspülung nur kurzfristig erforderlich war, die Patienten weitgehend von Spasmen und Tenesmen durch Koagula befreit waren und damit ein wesentlich geringerer Blutersatz benötigt wurde.

Wir glauben, mit diesem Verfahren wohl noch lange nicht eine ideale Adenomektomie, aber doch eine nicht ganz unbedeutende Verbesserung des postoperativen Verlaufes erreicht zu haben.

Literatur

1. Andersson L (1962) Studies on fibrinolysis in urinary tract disease and its treatment with epsilon-amino-caproic acid. Acta Chir Scand Suppl 301
2. Anger G, Preusser KP, Neef H (1969) Die antifibrinolytische Prophylaxe und postoperative Nachsorge bei Prostatektomie. Ztschr Urol Nephrol 62, 345
3. Beck AD, Gaudin HJ (1970) The Hryntschak prostatectomy III. A modified technique of closing the vesical neck and prostatic cavity. J Urol 104, 739
4. Bergmann M, Hubmer G (1968) Katheterlose transvesikale Prostatektomie. Urol int 23, 447
5. Braun F, Gasser G, Hofmann HP, Holle J, Mossig H, Spängler HP (1977) Research on a biological, resorbable adhesive for use in urological surgery (Abstract of the 3rd Symposium on Experimental Urology, 1976), Urol Res 5, 36
6. Bulanda B (1963) Adenomektomie mit Hämostase mittels einer ausziehbaren Naht. Ztschr Urol Nephrol 56, 279
7. De La Pena A, Alcina E (1962) Suprapubic prostatectomy: A new technique to prevent bleeding. J Urol 88, 86
8. Flocks RH (1937) The aterial distribution within the prostate gland; its role in transurethral prostatic resection. J Urol 37, 524
9. Frank W, Limbacher G (1974) Vergleichende Untersuchungen zweier Hämostyptika bei Prostatektomierten. Urologe A 13, 27
10. Gaca AH: Die Blutstillung bei der Prostatektomie. Mitteilung der Fa. Johnson und Johnson
11. Gasser G, Mossig H, Hopmeier P, Lurf M, Fischer M (1980) Über die Verwendung eines Fibrinklebers bei Prostatektomie; vorläufige Mitteilung. In: Fibrinogen, Fibrin und Fibrinkleber (Schimpf, KL, Hrsg.) Stuttgart New York: Schattauer
12. Gasser G, Mossig H, Fischer M, Eidler R, Kläring W, Lurf H (1983) Modifikation der suprapubischen Prostatektomie unter Verwendung eines biologischen Klebeverfahrens. Wr Klin Wschr 95, 399
13. Goodyear WE, Beard DE (1949) Blood loss in prostatectomy. J Urol 62, 849
14. Hagner FR (1914) A new method of controlling haemorrhage following suprapubic prostatectomy. Surg Gynecol Obstet 19, 677
15. Hryntschak TH (1951) Die suprapubische Prostatektomie mit primärem Blasenverschluß nach eigener Methode. Wien: Maudrich
16. Ladehoff AA, Otte E (1963) Inhibitory effect of epsilon aminocaproic acid on fibrinolytic activity and bleeding in transvesical prostatectomy. Scand J Clin Lab Invest 15, 239
17. Leadbetter GW, Duxbury JH, Leadbetter WF (1959) Can prostatectomy be improved? J Urol 82, 600

18. Malament M (1965) Maximal hemostasis in suprapubic prostatectomy. Surg Gynecol Obstet 120, 1307
19. Oddo VJ (1958) A new hemostatic catheter for prostatectomy. J Urol 80, 504
20. Pilcher PM (1917) Technique of transvesical prostatectomy. Surg Gynecol Obstet 24, 162
21. Ritter JS, Bloomberg H (1952) Solusponge as a hemostatic agent in urology. J Urol 67, 543
22. Spängler HP, Braun F (1983) Fibrinklebung in der operativen Medizin. Edition Medica Weinheim, Florida, Basel
23. Storm O (1967) Suprapubic prostatectomy with peroperative dicumarol and epsilonaminocaproic acid prophylaxis. Scand J Urol Nephrol 1, 1
24. Vecsey D, Bankuti P, Palfy A (1977) Blutungsprophylaxe nach Prostatektomie mit AMCA. Med Welt 28, 1100
25. Wendt H, Perlick E, Seyffarth GH (1957) Zur Blutung und Nachblutung bei der Prostatektomie. Langenbecks Arch Chir 286, 322

Diskussion

Die Anregung von Herrn Gasser, mit Fibrinkleber getränktes Kollagenvlies auf einem Tamponade-Ballonkatheter zur Blutstillung bei stärker blutenden Prostatalogen zu nutzen, wird begrüßt. Man ist jedoch der Meinung, daß dies kein Routineverfahren zu sein braucht, da man in der überwiegenden Mehrzahl der Fälle auch mit konventionellen Methoden eine suffiziente Blutstillung nach Prostata-Operationen erzielen kann.

Die Fibrinklebung bei Nephropexie und Orchidopexie

E. J. Engstfeld, H. D. Nöske

Die Operationstechniken, die seit der ersten gelungenen Nephropexie [1] für diesen Eingriff angegeben werden, sind mannigfaltig; nach Mayor und Zingg [6] sind mittlerweile etwa 170 verschiedene Methoden für die Fixation einer Wanderniere entwickelt worden. Teilweise handelt es sich dabei um kuriose Eingriffe, wie die Befestigung des empfindlichen Organs an der Rippe nach dem Heidelberger Chirurgen Narath [7] (Abb. 1), oder das Einbringen von Talkum in das Operationsgebiet zur Stimulation von Granulationsgewebe nach Lenggenhager [4]. Auch Klebeverfahren wurden schon früher beschrieben, beispielsweise mit dem später als kanzerogen angeschuldigten Histoacryl.

Die Vielfalt der operativen Möglichkeiten darf jedoch nicht darüber hinwegtäuschen, daß die Indikationsstellung zur Nephropexie heute äußerst kritisch gesehen wird. Der für den Patienten relativ große Eingriff sollte nur nach reiflicher Überlegung und in sehr schonender Weise durchgeführt werden. Hierzu bietet sich eine Fibrinklebung der ptotischen Niere an.

Im Jahre 1895 beschrieb der Schweizer Gynäkologe Vulliet [11] die Fixation einer Senkniere am Psoasmuskel (Abb. 2). Er benutzte dazu, um Fremdmaterialien zu vermeiden und trotzdem eine sichere Organbefestigung zu gewährleisten, eine Sehne des Beinadduktors, die er unter der Capsula fibrosa hindurchführte und deren Enden er in dem Muskel verankerte.

Die Vorstellungen, das Operationstrauma möglichst klein zu halten, die Niere physiologisch orthotop und ohne Zug am Gefäßstiel sicher zu fixieren, brachten uns

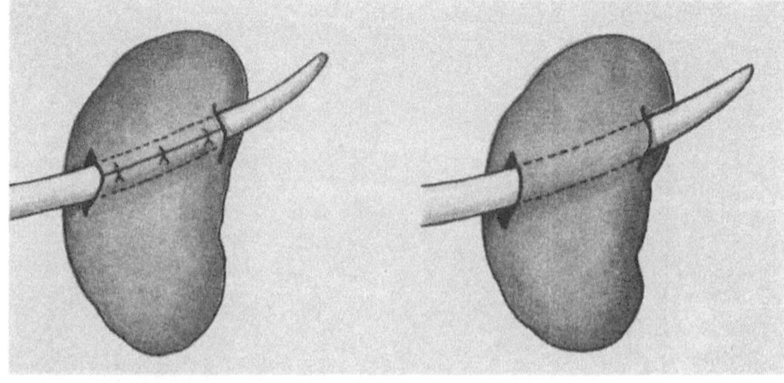

Abb. 1. Nephropexie nach Narath [7]

Fibrinklebung in der Urologie
Hrsg. von H. Melchior

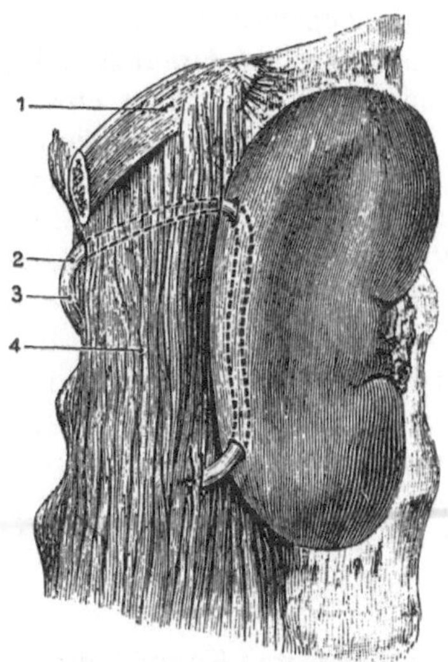

Abb. 2. Nephropexie nach Vulliet [11]

auf den Gedanken, das Organ in der Vullietschen Manier an gleicher Stelle mit Fibrinkleber zu stabilisieren.

Seit 1978 führen wir daher im Bundeswehrkrankenhaus Gießen Fibrinklebungen routinemäßig durch, vorwiegend zur Nephropexie, bei Ren mobilis, aber auch im Zuge von Pyeloplastiken und bei Nierenparenchymeingriffen (Nephrotomie, Polresektion). Daneben hat sich das Verfahren auch bei der Orchidopexie (dystope Hoden, Samenstrangtorsion) bewährt.

Das Patientengut im Durchschnittsalter von 26 Jahren, welches wegen einer Senkniere nephropexiert werden mußte, besteht aus elf jungen Soldaten und zehn Frauen. Außerdem wurde bei zehn Patienten – neun Männern sowie einer Frau im Durchschnittsalter von 30 Jahren – eine Pyeloplastik mit anschließender Nephropexie, die wir grundsätzlich mit der plastischen Korrektur kombinieren, durchgeführt.

Operationsmethode

Die Niere wird von einem kleinen Intercostalschnitt aus freigelegt, die Gerota'sche Fascie eröffnet, das dorsale perirenale Fettgewebe sorgfältig entfernt, indem es nach proximal und distal abgeschoben wird. Wir säubern dabei gleichzeitig sorgfältig den Musculus psoas von Fettgewebsresten, so daß er eine glatte Klebefläche bietet. Die Niere wird nun probeweise in orthotope Lage gebracht, um zu gewährleisten, daß sie während der Klebung dort für 3 Minuten sicher von der Hand des Operateurs gehalten werden kann. Im unteren Polbereich erfolgt eine zipfelförmige Dekapsulierung. Danach erfolgt der Klebevorgang. Wir verwenden in der Regel den Applikator mit Schnellklebung (Tissucol 500 I.E./ml Thrombin im Duploject).

Wir hatten, als wir mit den Klebe-Nephropexien begannen, zunächst auf das Dekapsulieren der Niere völlig verzichtet. Wir beobachteten doch dann in 2 Fällen, daß die operierte Niere nach einigen Wochen wieder mobil wurde, glücklicherweise nicht in einem Maße, daß eine operative Korrektur erforderlich wurde. Wir führen dieses Ergebnis darauf zurück, daß nach Abbau des Fibrinklebers, der bereits nach einigen Wochen erfolgt, eine nicht ausreichende Vernarbung im Operationsbereich eingetreten war, um die Niere in orthotoper Lage zu halten. Wir empfehlen deshalb jetzt zur besseren Vernarbung eine partielle Dekapsulation, wie sie schon in den Anfängen der Nephropexie von verschiedenen Autoren beschrieben wurde. Die Klebung dient lediglich dazu, das Organ für einige Tage in orthotoper Lage zu halten.

Bei den Pyeloplastiken wenden wir das gleiche Klebeverfahren an, jedoch ohne Dekapsulierung der Niere. Ein zusätzlicher Vorteil bei der Pyeloplastik ergibt sich daraus, daß auch im Bereich der Anastomose geklebt werden kann. Im Anastomosenbereich sollte jedoch die langsame Klebung verwendet werden. In dieser kombinierten Naht-Klebemethode ergibt sich eine höhere Dichtigkeit der Naht, wie bereits von Henning und Urlesberger [2] beschrieben wurde. Im Gegensatz zu den genannten Autoren verzichten wir jedoch nicht auf die Schienung der Anastomose.

Ergebnisse und Komplikationen

Bei den in den letzten beiden Jahren durchgeführten Nephropexien gab es keine Komplikationen. Die Wundheilung erfolgte in allen Fällen primär. Die Resultate waren bis auf die beiden vorgenannten Fälle aus der Anfangsära befriedigend. Komplikationen ergaben sich lediglich bei einer Pyeloplastik. In diesem Fall kam es einige Tage postoperativ zu einer massiven Nachblutung aus dem Nierenbecken mit Katheterstörung und anschließender Urinfistel bei stark geschrumpftem pyeloureteralen Übergang. Die spätere Revision erwies sich als nicht durchführbar, so daß in

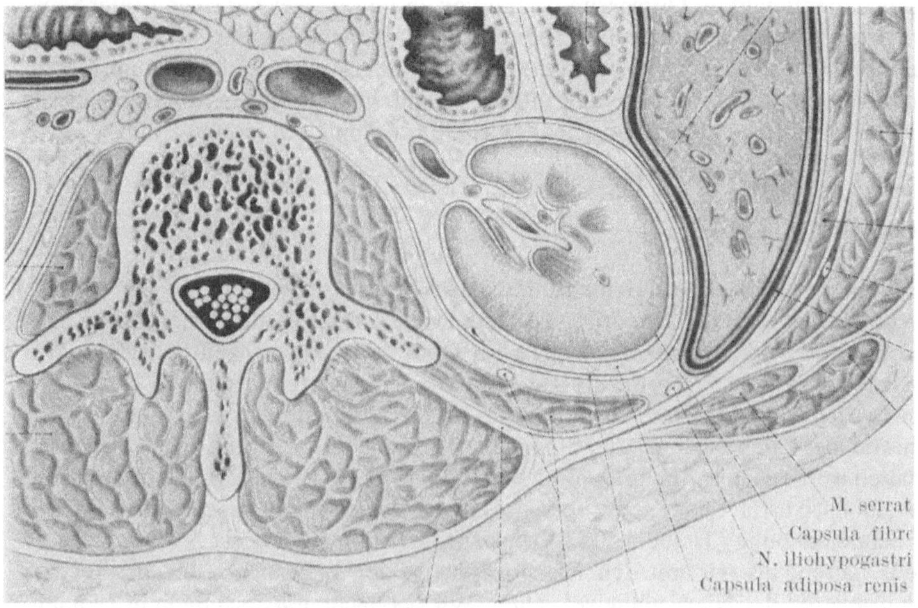

Abb. 3. Anatomischer Querschnitt in Höhe der Niere und im Klebebereich

diesem Fall die Nephrektomie erfolgte. Diese Komplikation kann jedoch dem Klebeverfahren nicht angelastet werden.

Vorteile der gewebeschonenden Operationstechnik:

- Kleinere Schnittführung.
- Wenig Parenchymblutungen.
- Keine Verletzungen der Intercostalnerven und -gefäße durch Nähte.
- Reduzierung von Fremdmaterialien.

Auch bei der operativen Therapie des ektopen Hodens führt die Entwicklung von gewaltsamen Fixationsmethoden [3] (Abb. 4) hin zur Klebe-Orchidopexie. Dabei ist zu beachten, daß früher die grobmechanische Befestigung des sensiblen Organs im Vordergrund stand, während sich heute das Hauptaugenmerk auf eine subtile Orchido-Funiculolyse richtet, wie sie Sigel [9] eindrücklich fordert; diese ermöglicht in der Regel allein eine ausreichende Samenstranglänge, so daß man an und für sich auf Pexiemaßnahmen verzichten könnte. Wir haben zur Sicherung des Operationsergebnisses seit 1978 eine Fibrinklebung als Routinemethode für die Fixation des Hodens in seinem Skrotalfach angestrebt.

Dabei ergeben sich zwei Indikationen: Leistenhoden und Samenstrangtorsion. Das Patientengut entstammt dabei zu etwa gleichen Teilen der Urologischen Universitätsklinik und dem Bundeswehrkrankenhaus Gießen. Es handelt sich um knapp 50 Fälle, bei denen eine reine Fibrinklebe-Orchidopexie möglich war. Bemerkenswerterweise finden sich darunter auch eine Reihe adulter Leistenhoden wehrpflichtiger Soldaten im Durchschnittsalter von 20 Jahren.

Beim ektopen Hoden, der vom Leistenschnitt aus operiert wird, erfolgt nach der Orchido-Funiculolyse und der Eröffnung der Hodenhüllen die Schnellklebung des Organs im Skrotalfach, so daß die vom Fettgewebe befreite, glatte Tunica dartos als

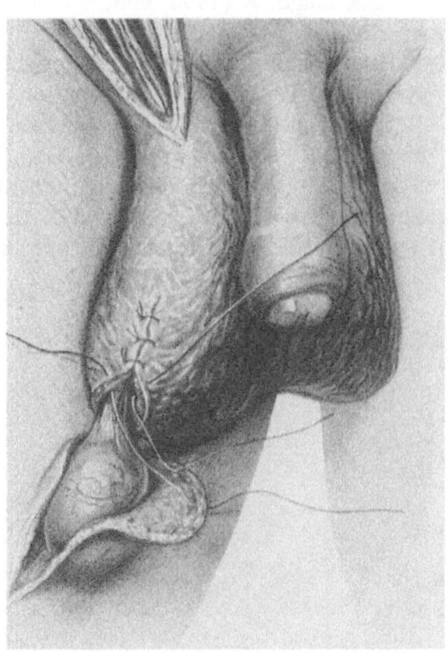

Abb. 4. Orchidopexie nach Katzenstein [3]

korrespondierende Klebefläche dient. Hier sind die Operationsresultate so überzeugend, daß man auf eine zusätzliche Fixationsnaht („Angstnaht") verzichten sollte.

Die operative Detorquierung einer Samenstrangtorsion oder die prophylaktische Orchidopexie im Zuge dieses Ereignisses erfolgt entweder auch inguinal oder aber transskrotal. Dabei machten wir die Feststellung, daß bei der transskrotalen Fibrinklebung zwei Fälle eine sichere Fixation vermissen ließen. So mußte einmal noch intraoperativ eine Revision mit konsekutiver konventioneller Naht erfolgen. Im zweiten Fall trat nach einigen Wochen eine erneute ipsilaterale Samenstrangtorsion auf, die aber wiederum rechtzeitig behandelt werden konnte. Interessant war dabei, daß bei dem Rezidiveingriff keinerlei Reste vom Fibrinkleber zu finden waren.

Folgerungen

Unsere bisherigen Beobachtungen zeigen, daß die Fibrinklebe-Technik für die Nephropexie und die Orchidopexie ein empfehlenswertes und schonendes Operationsverfahren darstellt, und daß es sich lohnt, auf diesem Sektor umfassendere Erfahrungen zu sammeln. Kritisch zu bewerten sind zwei fehlgeschlagene Fälle bei der transskrotalen Klebe-Orchidopexie, die den anfänglich guten Eindruck bei diesem Vorgehen getrübt haben.

Literatur

1. Hahn E (1881) Die operative Behandlung der beweglichen Niere durch Fixation. Zbl Chir 29: 449–452
2. Henning K, Urlesberger H (1984) Nierenparenchymoperationen mit Fibrinklebung. In: Scheele J, Fibrinklebung. Springer-Verlag, Berlin Heidelberg New York Tokyo
3. Katzenstein M (1904) Zur operativen Behandlung des Kryptorchismus. Verh Dtsch Ges Chir 33: 287
4. Langgenhager K (1950) Eine einfache Wandernieren-Operation. Helr Chir Acta 17: 153–154
5. Marion G (1914) De la néphropexie; technique, résultats et indications. Zbl Chir 41: 1578
6. Mayor G, Zingg EJ (1973) Urologische Operationen. G. Thieme-Verlag, Stuttgart
7. Narath A (1912) Zur Operation der Wanderniere. Zbl Chir 48: 1637–1639
8. Rauchenwald K et al. (1976) Anwendung eines Fibrinklebers bei Operationen am Nierenparenchym. Akt Urol 7: 209–215
9. Sigel A (1971) Lehrbuch der Kinderurologie. G. Thieme-Verlag, Stuttgart
10. Shoemaker J (1932) Über Kryptorchismus und seine Behandlung. Chirurg 4: 1–3
11. Vulliet F (1895) D'une nouvelle opération de nephropexie. Rev. méd. Suisse Romande 326–332

Sachverzeichnis

Sachverzeichnis